Neue Wege für die Liebe

Wenn die Liebe fremd geht

... zu lieben ist riskant,
es nicht zu tun, ist tausendmal riskanter ...

Bella Leisten | Chrisch Leisten

Neue Wege für die Liebe

Wenn die Liebe fremd geht

Judiskamee Verlag Kleve

Print ISBN 978-3-384-20712-8

Bella Leisten | Chrisch Leisten
Neue Wege für die Liebe – Band 2
Wenn die Liebe fremd geht
2. Auflage, April 2024

© Judiskamee Verlag, Birgit & Christoph Leisten GbR
www.judiskamee.de
info@judiskamee.de

Covergestaltung: Marcus Mientus
Bildnachweis (Cover): ©anna, Couple in love | The relationship becomes damaged, istock-photo.com

Judiskamee Verlag Kleve

Inhalt

Vorwort

Du hältst den zweiten Band unserer Buch-Reihe ›Neue Wege für die Liebe‹ in den Händen. Das freut uns sehr. Vielleicht bist du hier, weil du schon das erste Buch gelesen hast und neugierig bist, wie es mit dem zweiten Paar weitergeht. Vielleicht bist du hier, weil du gerade selbst von dem Thema betroffen bist und Hilfe suchst. Unsere Bücher behandeln jeweils einen Themenschwerpunkt. Sie können also unabhängig voneinander gelesen werden. Infos zum ersten Teil findest du hinten im Buch.

Heute lernst du Fenja und Niklas kennen. Fenja deckt auf, dass Niklas wiederholt eine Affäre hat und dies stürzt ihre Beziehung in eine große Krise.

Ab wann Menschen eine Handlung als Fremdgehen definieren, ist durchaus weit gefasst. Für die einen beginnt es bereits beim heimlichen Schreiben in der Nacht oder bei Flirt-Nachrichten über einen Messenger. Bei anderen erst bei heimlichen Treffen oder einem Kuss. Und wiederum bei einigen anderen erst mit der ersten gemeinsamen Nacht und sexueller Intimität. Die meisten haben Paare ähnliche Grenzen. Für sie beginnt Untreue bereits dann, wenn ihr Partner oder ihre Partnerin mit jemanden anderen als ihnen Sorgen, Nöte, intime Gedanken und Gefühle teilt. Ein geringerer Teil empfindet erst körperliche Intimität als Seitensprung. Das, was genau passiert ist, zieht oft unterschiedliche Verletzungen nach sich und führt häufig auch zu unterschiedlichen Konsequenzen. Ein sexueller Kontakt ist für viele schwerer verdaubar als Flirt-Nachrichten.

Die Gründe für Untreue sind vielfältig und nicht immer nur darin zu finden, dass etwas in der Beziehung nicht stimmt. Sie können auch in einem persönlichen Motiv einer Beziehungsperson liegen.

Zum Beispiel, weil sie nicht exklusiv nur einen Menschen lieben und anziehend finden. Wieder andere sind getrieben, Sex mit anderen Menschen zu haben, zum Beispiel aufgrund einer Bindungswunde oder fehlender Impulskontrolle.

Ganz unabhängig davon, was für Hintergründe eine Rolle spielen, gefährden Heimlichkeit und Unehrlichkeit eine Beziehung. Eine Affäre ist eine der größten Herausforderungen für eine Liebesbeziehung. Sie sind ein häufig auftretendes Thema in unseren Paartherapien.

Wir wissen um den Schmerz und die gefühlten Unmöglichkeiten, eine Affäre zu verarbeiten und wenn möglich, zu heilen. Nicht immer verläuft dieser Weg erfolgreich. In unserer Geschichte zeigen wir Wege auf, wie es gelingen kann. Wir gehen auf Hintergründe und Themen ein, die relevant sind bei der Aufarbeitung, stoßen Denkprozesse an und lassen mit Fenja und Niklas beide Seiten zu Wort kommen.

Therapeuten sind oft gute Geschichtenerzähler und setzen diese im therapeutischen Prozess ein. Wir gehen noch einen Schritt weiter und nutzen diese Technik in unseren Büchern. Geschichten sind vermutlich eine der ältesten menschlichen Traditionen und Techniken zur Vermittlung von Wissen. Es fällt uns leichter, einer Geschichte zu folgen, als die darin enthaltenen Informationen sachlich vermittelt zu bekommen. Folgen wir einer Geschichte, können wir uns innerlich vom Geschehen distanzieren und uns aussuchen, womit wir uns beschäftigen. Wir können uns mit Figuren identifizieren oder sie kritisieren. Wir können uns in ihnen wiederfinden oder ihnen widersprechen, ohne dass es sofort einen direkten Bezug zu uns persönlich hat. Diese Art der Wissensübermittlung ist oft anschaulicher und nachvollziehbarer. Eine Geschichte bietet einen leichteren Zugang, ermöglicht eine tiefere Verbindung zu den Informationen und schafft eine empathischere Sichtweise auf die Themen.

Wir haben in unserer Geschichte viele Geschichten aus unseren Paartherapien einfließen lassen. Es ist wie ein Querschnitt. Es ist nicht immer der Mann, der fremd geht, die Hintergründe sind nicht immer die, die wir beschreiben und natürlich ist die Liebe bunt.

Du wirst der Neugier in den Interviews begegnen und dies vielleicht etwas seltsam finden. Sie ist neben der Neutralität und der Unvoreingenommenheit das wichtigste Werkzeug in unserer Arbeit. Falls du schon als Kind gehört hast: Sei nicht so neugierig, laden wir dich herzlich dazu ein, dies über Bord zu werfen.

Bella & Chrisch

Wenn die Liebe fremd geht

»Niklas, das kann echt nicht wahr sein, oder? Das ist jetzt nicht das zweite Mal, dass du mit einer anderen Frau eine Affäre hast!?« Fenja sitzt auf dem Bett und zeigt mit ihrem Finger auf Niklas, der gerade geduscht aus dem Bad kommt. Er wird blass und bleibt abrupt stehen. Er sieht Fenja kurz in die Augen, guckt gleich wieder weg und geht Richtung Kleiderschrank.

»Schatz, ich weiß nicht, was ich sagen soll … Es ist nicht so wie du …«

»Wie ich was? Was ich denke? Was für einen Scheiß willst du mir jetzt erzählen?«

Beide schweigen. Vor fünf Minuten war Fenjas Welt eigentlich noch in Ordnung. Bis sie die Nachrichten auf Niklas Handy entdeckt hat, als dieser duschen war. Sie sitzt auf dem Bett und ballt ihre Hände zu Fäusten. Niklas schweigt, öffnet den Kleiderschrank und beginnt sich anzuziehen.

»Das ist einfach nur grausam. Beim ersten Mal habe ich mir gesagt, ok, du bist da irgendwie reingeraten, es war nur Sex. Und du hast mir versprochen, dass es nicht wieder passiert. Und jetzt? Einfach alles gelogen. Ich hasse dich …«

Niklas dreht sich um und möchte etwas sagen, aber Fenja springt vom Bett, macht einen Schritt auf ihn zu und hält ihm ihren Zeigefinger vor das Gesicht.

»Ich will jetzt echt nichts von dir hören!«

Niklas senkt den Kopf und lässt die Arme hängen. Er ist kurz davor zu weinen.

Fenja schnaubt verächtlich.

»Kannst du bitte rausgehen? Ich packe jetzt meine Sachen und verschwinde zu meinen Eltern.«

Niklas sieht auf und bekommt einen trotzigen Gesichtsausdruck. Es sieht so aus, als würde er etwas sagen wollen. Aber er dreht sich um, zieht sich zu Ende an und verlässt das Schlafzimmer. Als er weg ist, lässt Fenja sich auf das Bett fallen und beginnt zu weinen. Sie zieht sich ein Kissen über den Kopf und schluchzt. Es tut so weh und sie fühlt sich einfach nur schrecklich. Wie konnte Niklas das nur tun? Sie dachte wirklich, sie könnte ihm wieder vertrauen und nun ist alles kaputt. Nach einiger Zeit wird es ihr zu warm unter dem Kissen. Sie schiebt es zur Seite und wischt sich ein paar Haarsträhnen aus dem Gesicht. Sie sieht sich im Zimmer um und seufzt. Dann gibt sie sich einen Ruck und beginnt zu packen. Niklas steht mittlerweile in der Küche und weiß nicht, was er tun soll. Er fühlt sich schuldig und leer zugleich. Es fühlt sich schrecklich an, zu wissen, dass Fenja gehen wird. Um etwas gegen die Angst und die Hilflosigkeit zu tun, kocht er Kaffee. Als er sich einen Becher eingeschenkt hat, kommt Fenja in die Küche und spricht ihn sofort an.

»Weißt du eigentlich, wie weh das tut? Weißt du eigentlich, was du mir damit antust?«

»Fenja, ich …« Niklas wartet einen Moment, weil er erwartet, unterbrochen zu werden, »ich liebe dich. Ich weiß, du willst das nicht hören, aber so ist es. Ist es jetzt aus?«

Fenja sieht ihn ausdruckslos an.

»Das fragst du mich? Du bist doch derjenige, der anscheinend keine Lust auf mich hat. Du hattest doch Zeit mit Jasmin, um es herauszufinden, oder etwa nicht?«

»Genau Fenja, für dich ist alles klar. Mir tut es wirklich leid und ich weiß, dass ich Mist gebaut habe. Aber das ist alles nicht so, wie du denkst!«

Fenja schnauft.

»Hatten wir das nicht schon? Woher willst du wissen, was ich denke. Wenn du das wirklich wüsstest und es dir wichtig wäre, wie es mir geht, würden wir jetzt nicht dieses Gespräch führen!«

»Mag ja sein, aber ich will nicht, dass du gehst. Schon klar, dass du denkst, dass es wieder wie beim ersten Mal war. War es aber nicht. Jasmin und ich …«

»Ganz toll, Niklas«, sie macht seinen Tonfall nach, »Jasmin und ich … Das reicht mir schon. Mir doch egal, ob ihr Sex hattet. Ich glaube dir eh nichts mehr. Scheißkerl!«

Sie nimmt ihm den Becher aus der Hand und wirft diesen mit Schwung auf den gefliesten Boden. Der Becher zerspringt und der Kaffee verteilt sich überall und spritzt an die Wände.

Sie seufzt zufrieden und reckt das Kinn vor.

»So und jetzt viel Spaß mit Jasmin!«

Sie dreht sich um, verlässt die Küche und schmeißt die Tür hinter sich zu. Niklas bleibt in der Küche stehen und starrt auf die Kaffeeflecken an der Wand. Kurz darauf hört er, wie die Haustür ins Schloss fällt. Fenja ist weg.

Weder vor noch zurück

In den nächsten Tagen versucht Niklas immer wieder Fenja zu erreichen. Er ruft sie an und schreibt Nachrichten. In den Nachrichten bittet er um ein persönliches Gespräch, ohne auf das Geschehene einzugehen. Von Fenja kommt keine Reaktion. Niklas guter Freund Tom rät ihm, es mit einer Paartherapie zu versuchen. Denn augenscheinlich möchte Niklas um die Beziehung kämpfen. Doch dieser kann mit der Idee nichts anfangen und ignoriert Toms wiederholte Vorschläge. An einem Nachmittag, nachdem er wieder vergeblich versucht hat, Fenja zu erreichen, möchte er sich mit Tom verabreden und sich gemeinsam mit ihm betrinken. Er schreibt ihm eine kurze Nachricht und wartet auf die Antwort. ›Komm rum und bring Gin Tonic mit!‹ Niklas schnappt sich direkt seine Schlüssel, schlüpft in die Schuhe und verlässt die Wohnung.

Nachdem Tom zwei hervorragende Gin Tonics gemixt hat, setzen sich beide an den Küchentisch.

»Cheers, du Verzweifelter!«, Tom lächelt und hält sein Glas hoch.

»Cheers, du Lebensretter!«

Beide nehmen einen Schluck und schweigen einen Moment.

»Also, ich habe es heute wieder probiert … Wieder keine Antwort.«

»Sehr gut.«

Niklas guckt verwundert.

»Wie? Gut? Ich fühle mich schrecklich.«

Tom sieht Niklas an.

»Ja, ich weiß. Und ich weiß, dass du das nicht hören willst. Aber es ist gut, dass es dir schrecklich geht und sie sich nicht meldet. «

»Häh? Das verstehe ich nicht, was soll denn daran gut sein?« Niklas spürt Wut in sich aufsteigen.

»Na ja«, Tom nimmt noch einen Schluck, »sieh es mal so. Im Moment reagiert Fenja nicht. Du findest das nicht gut, weil du unbedingt Kontakt zu ihr möchtest. Was würdest du ihr denn sagen?«

»Ich würde ihr sagen, dass ich sie vermisse und dass das Ganze nie wieder vorkommt.«

Tom lacht laut auf.

»Also wirklich, Alter. Das ist genau das, was du schon nach dem ersten Mal gemacht hast. Dieses Versprechen ist gar nichts mehr wert. Das kannst du dir sparen.«

Niklas sieht nachdenklich und traurig aus.

»Aber warum meinst du denn, dass es gut ist, dass sie nicht reagiert?«

»Sieh es mal andersherum. Das Gute daran ist, dass sie es noch nicht beendet hat. Es geht weder vor noch zurück. Und das bedeutet ja eventuell, dass es noch nicht vorbei ist.«

»Hm, da ist schon was dran. Aber was soll ich jetzt tun?«

»Na ja, immer nur das Gleiche zu machen, bringt augenscheinlich nichts. Also,« Tom macht eine kleine Pause, »versuche etwas Neues. Vielleicht reagiert sie dann.«

»Etwas Neues? Was soll das denn sein?«

Tom seufzt.

»Also, dass du traurig bist, okay. Aber so lahm kenne ich dich gar nicht. Ich habe dir gerade gesagt, dass es noch nicht vorbei ist und du etwas Neues tun musst. Und ich soll dir alles irgendwie schön passend servieren?«

»Du hast ja Recht, sorry. Also was Neues …«, er richtet sich auf und konzentriert sich.

»Und echt mal Niklas, ich habe es dir schon ein paar Mal gesagt. Du musst dich nur erinnern!«

Niklas Gesicht hellt sich auf.

»Meinst du diese Sache mit der Paartherapie?«

»Exakt. Ich wette, wenn du ihr schreibst und das vorschlägst, wird sie sich zurückmelden. Oder du machst direkt einen Termin und teilst ihr mit, dass du da sein wirst und sie entscheiden kann, ob sie kommt.«

»Wenn ich ehrlich bin, habe ich Angst vor dieser Therapie-Sache. Ich werde bestimmt verurteilt und fertiggemacht. Darauf habe ich keinen Bock.«

»Und meinst du, Fenja hatte Bock darauf, von dir verletzt zu werden?« Niklas zuckt kurz zusammen.

»Therapeuten sind doch Menschen, die helfen wollen und keine moralischen Instanzen. Und selbst wenn. Du hast wirklich Mist gebaut und solltest dich dieser Sache mal stellen.«

»Stimmt schon. Das höre ich nicht gerne, aber du hast schon recht.«

»Aber mach das bitte nur, wenn du es ernst meinst. So eine Therapie geht schon zur Sache, du musst bereit sein, an dir zu arbeiten.«

»Du kennst dich wohl aus?«

Tom nickt, lächelt und nimmt noch einen Schluck Gin Tonic.

Paartherapie: Das Erstgespräch

Zwei Wochen später ist es so weit. Niklas sitzt ein wenig nervös in seinem Sessel bei den Paartherapeuten Bella und Chrisch Leisten. Er sieht kurz auf die Uhr und beißt sich ein wenig auf die Unterlippe – ob Fenja kommt? Eine Minute später klingelt es. Niklas atmet erleichtert aus und sieht nervös zu Bella und Chrisch. Letzterer steht auf, verlässt den Raum und geht zur Tür. Als er sie öffnet, lächelt er.

»Hallo, dann bist du wohl Fenja. Schön, dass du da bist. Wir haben uns gefragt, ob du wohl kommst. Und hier bist du!«

Fenja lächelt etwas verkrampft und nickt nur mit dem Kopf.

»Na, dann komm mal rein.«

Einen Moment später betreten beide den Therapie-Raum. Niklas springt auf und möchte Fenja begrüßen. Diese hebt jedoch sofort abwehrend ihre Hand und nimmt Platz. Niklas lässt die Schultern hängen und setzt sich ebenfalls wieder hin.

»Dies ist ja eine etwas ungewöhnliche Situation«, beginnt Chrisch das Gespräch.

»Wir wissen von Niklas, dass ihr beide euch jetzt einige Zeit nicht gesehen und gesprochen habt. Heute geht es darum, ob dieser Rahmen einer Paartherapie für euch ein Ort sein kann, euch mit dem Geschehenen auseinanderzusetzen. Bevor wir hier ein wenig einsteigen, würden wir uns gern kurz vorstellen und auch etwas von euch erfahren. Wäre das ok?«

Beide nicken.

»Also hallo Fenja und Niklas, wir freuen uns, euch kennenzulernen. Ich bin Bella, 53 Jahre alt und seit 16 Jahren Therapeutin. Wir sind seit 21 Jahren ein Paar und haben eine 28-jährige Tochter. Und ihr habt es in der Mail gelesen, wir duzen alle unsere Klienten.«

»Auch ein Hallo von mir. Ich bin Chrisch, 49 Jahre alt und seit 15 Jahren Therapeut. Mir ist wichtig, euch gleich zu Beginn zu sagen, dass es Bella und mich als Paar ohne Paartherapie nicht mehr geben würde. Wir wissen also, wie es ist, dort auf eurer Seite zu sitzen.«

Bella wendet sich Niklas und Fenja zu. »Erzählt doch mal. Wer seid ihr, was macht ihr beruflich, wie lange seid ihr schon zusammen, habt ihr Kinder?«

»Also, ich bin Niklas, 31 Jahre alt und Lehrer. Ich unterrichte am Gymnasium Mathematik und Sport. Fenja und ich sind seit 7 Jahren ein Paar, davon 3 verheiratet und wir haben noch keine Kinder. Wir sind hier, weil ich ordentlich Mist gebaut habe.«

Fenja beginnt zu weinen.

»Du hast keinen Mist gebaut, sondern mich betrogen und mich belogen!«

Bella: »Es ist schwer für dich, Fenja, oder?«

Fenja nickt und greift nach einem Taschentuch, das Chrisch ihr gibt.

»Lass dir Zeit, um dich zu sammeln, das ist alles bestimmt sehr schwierig.«

Fenja lächelt traurig, trocknet ihre Tränen und beginnt zu erzählen.

»Also, ich bin Fenja, 32 Jahre alt und Architektin. Ich bin selbstständig zusammen mit meiner besten Freundin und wir haben uns auf energetische Umbaumaßnahmen und Sanierungen spezialisiert. Und nein, Niklas hat es schon gesagt, wir haben noch keine Kinder … Und darüber bin ich ehrlich gesagt gerade ganz schön froh.«

Chrisch: »Okay, damit wir alle auf dem gleichen Stand sind, möchte ich kurz zusammenfassen, was Bella und ich wissen. Vor circa drei Wochen hast du herausgefunden, dass Niklas eine weitere Beziehung mit einer anderen Frau hat …«

Niklas unterbricht Chrisch.

»Eine weitere Beziehung? So würde ich das nicht nennen. Ich weiß, dass es nicht in Ordnung ist, aber eine weitere Beziehung … Es ging dabei eigentlich nicht um eine Beziehung …«

Bella: »Na ja, das ist so eine Sache. Du wirst für diese andere Frau sicherlich auch Gefühle haben. Bitte verstehe mich nicht falsch, aber in eurer Situation gibt es bestimmte Strategien, um mit so einer Situation umzugehen. Und zu sagen, dass es keine Beziehung ist, ist genau eine davon.«

Fenja: »Was für Strategien denn?«

Chrisch: »Darauf werden wir noch zu sprechen kommen. Mögt ihr uns erzählen, was passiert ist?«

Fenja zeigt mit einer offenen Hand auf Niklas.

»Bitte schön, deine Show.«

Sie verschränkt die Arme, schiebt die Beine ein wenig vor und rutscht etwas tiefer in den Sessel.

Niklas atmet durch und richtet sich auf.

»Also, vor über einem Jahr hatte ich eine Affäre mit Anna. Das ging ungefähr drei Monate. Wir haben uns öfter getroffen und hatten auch Sex. Fenja hat Nachrichten auf meinem Handy gefunden, mich mehrmals zur Rede gestellt und am Ende habe ich es zugeben. Die Affäre habe ich dann beendet.«

Fenja ist rot im Gesicht geworden und zeigt mit dem Finger auf Niklas.

»Ich bin fast verrückt geworden in der Zeit. Ich wusste, dass etwas nicht stimmt, und du hast mich so lang zappeln lassen. Schrecklich!«

Info: Unsicherheit und Selbstzweifel

Wenn es um Affären geht, sind Heimlichkeiten, Veränderungen im Verhalten, emotionale Distanz und ausweichende Gespräche oft Hinweise darauf, dass etwas nicht stimmt. Auch wenn es uns nicht bewusst ist, verfügen wir alle über eine gut ausgeprägte Intuition. Bei uns kann also bei bestimmten Verhaltensveränderungen unserer Partnerin/unseres Partners das Gefühl entstehen, dass etwas nicht in Ordnung ist. Ein wesentliches Merkmal einer Affäre ist die Heimlichkeit, sodass unsere Vermutungen wahrscheinlich zurückgewiesen werden. Da wir aber gelernt haben, unserer Intuition zu vertrauen, geraten wir in einen starken Widerspruch. Einerseits sagt uns unser Gefühl, dass etwas nicht stimmt. Andererseits bekommen wir nicht die Informationen, die unsere Wahrnehmung bestätigen und von der wir uns darüber hinaus wünschen, dass sie nicht wahr ist. Daraus kann das Erleben entstehen, sprichwörtlich verrückt zu werden. Verbunden mit Unsicherheit, Selbstzweifeln und sogar starken Ängsten. Wird die Affäre offen gelegt, können diese Gefühle dafür sorgen, dass wir die gesamte Beziehung hinterfragen und es sich so anfühlt, als wären wir die gesamte Beziehung über betrogen und belogen worden.

Niklas: »Ja, das war nicht in Ordnung von mir.«

Fenja: »Nicht in Ordnung? Du spinnst wohl! Das war einfach nur grausam.«

Chrisch: »Fenja, es ist absolut nachvollziehbar, dass du wütend bist. Und du hast auch unser Mitgefühl. Alle deine Gefühle sollen und werden hier noch Raum bekommen, wenn wir zusammenarbeiten. Jetzt würden wir gern erfahren, was vorgefallen ist. Wäre das in Ordnung für dich?«

Fenja atmet tief durch: »Ja, okay, ich versuche mich zurückzuhalten.«

Niklas: »Kann ich? Vor drei Monaten habe ich ungefähr einen Monat lang Kontakt mit Jasmin gehabt. Sie ist in einer festen Beziehung und war ähnlich unglücklich wie ich. Wir haben uns ein paar Mal getroffen und unterhalten. Wir haben uns viel geschrieben, wenn wir einsam waren. Aber ich habe das Ganze nach einem Monat beendet, weil ich ein schlechtes Gewissen hatte. Diese Nachrichten hat Fenja dann vor ungefähr drei Wochen auf meinem Handy gefunden.«

Fenja: »Wer es glaubt, Niklas, bitte schön. Ich auf jeden Fall nicht. Wer weiß, was sonst noch alles gelaufen ist? Anscheinend muss ich ja nur lang genug bohren oder dein Handy filzen. Und wieso erfahre ich erst hier, dass du unglücklich warst? Wieso sprichst du nicht mit mir?«

Bella: »Fenja, das sind alles berechtigte Fragen, die wir gemeinsam klären können. Deswegen erzählen wir jetzt kurz, was wir hier überhaupt machen, denn ich denke, dass es für euch um unterschiedliche Dinge geht.«

Fenja: »Wie meinst du das Bella?«

Bella an Niklas gewandt: »Warum bist du hier, Niklas?«

»Ich bin hier, weil ich meine Beziehung mit Fenja retten möchte. Ich weiß, dass ich Fehler gemacht habe und ich möchte einen Weg finden, dass wieder in Ordnung zu bringen.«

Bella: »Und Fenja, warum bist du hier?«

»Das weiß ich ehrlich gesagt nicht. Ich bin nicht hier, um etwas zu retten. Vielleicht bin ich hier, um herauszufinden, ob ich noch etwas will. Ich weiß nicht, ob ich Niklas noch liebe und eine gemeinsame Zukunft möchte.«

Bella: »Siehst du, das meinte ich, als ich sagte, dass wir klären, was wir hier überhaupt machen.«

Chrisch: »Du, Niklas möchtest die Beziehung retten und du Fenja möchtest herausfinden, ob es überhaupt gemeinsam weiter geht. Das ist doch mal ein Anfang.«

Niklas: »Wie, das ist ein Anfang? Wie soll das denn gehen? Wir müssen doch beide das Gleiche wollen!«

»Nein, wir können so auf jeden Fall arbeiten, ohne dass ihr das gleiche Ziel habt. Und ich möchte gleich dazu sagen, dass eure Situation sehr anspruchsvoll ist. Also wird unsere Zusammenarbeit auch sehr anspruchsvoll sein … Müssen.«

Fenja: »Mich setzt das unter Druck. Ich bin eigentlich nur aus Neugier gekommen und nicht, weil *ich* an etwas arbeiten muss. Ich kann mir gern anhören, was Niklas zu sagen hat. Aber er ist doch derjenige, der mir das alles angetan hat, da sollte er doch an etwas arbeiten und nicht ich!«

Bella: »Ich kann deine Perspektive verstehen Fenja. Das ist alles sehr schmerzhaft und vielleicht auch beschämend für dich. Und aus deiner Sicht hast du ja nichts getan. Das ist für den Moment auch in Ordnung und verständlich.«

Chrisch: »Lass es mich so formulieren, Fenja. Indem du hierherkommst und Niklas zuhörst, wirst du nicht herausfinden, ob es gemeinsam weiter gehen kann. Um es herauszufinden, wirst du bestimmte Fragen und Entscheidungen in dir bewegen müssen. Und das wird nicht einfach sein, sondern fordernd und vielleicht auch aufwühlend. Da durchzugehen und dich auf diesen inneren Prozess einzulassen, das meinen wir mit Arbeit. Aus unserer Erfahrung braucht es dafür etwas Zeit. Das, was vor uns liegt, ist kein schnelles Rennen.«

Niklas starrt seit einiger Zeit aus dem Fenster.

Bella: »Niklas, wo bist du gerade?«

»Ach, wenn ich ehrlich bin, hatte ich gehofft, dass ihr etwas macht, das uns einfach hilft und alles in Ordnung bringt. Und ich gebe Chrisch spontan recht, dass es Arbeit wird, auch wenn es sich irgendwie zäh anfühlt.«

»Wenn wir es könnten, Niklas, würden wir es sofort tun.«

Bella: »Gut, die Zeit drängt ein wenig. Ihr habt uns jetzt kennengelernt, wir haben euch kennengelernt. Falls wir uns für eine Zusammenarbeit entscheiden, möchte ich euch sagen, dass die erste Phase der Therapie zweigeteilt sein wird. Zum einen habt ihr hier Raum, um über euch und eure Gefühle zu sprechen. Zum anderen werden wir euch bestimmte Sichtweisen und Zusammenhänge erklären, die wichtig für eure Situation sind und euch helfen können.«

Chrisch: »Im ersten Schritt geht es darum zu verstehen, was passiert ist, also wirklich passiert ist. Und deswegen könnt ihr zu Beginn auch unterschiedliche Perspektiven haben, warum ihr kommt.«

Niklas: »Ihr beide wirkt aufgeschlossen und neutral. Ist das so? Ich möchte gern ganz direkt fragen. Verurteilt ihr mich?«

Bella: »Nein, Niklas, das tun wir nicht. Wir haben schon viele Paare in dieser Situation begleitet und das geht nur, wenn wir neutral und offen für euch beide sind.«

Chrisch: »Wir sind an diesem Punkt vor allem neugierig und wollen mit euch gemeinsam verstehen, was passiert ist. Was würde es da nutzen, von Beginn an ein Urteil zu fällen?«

Niklas nickt und atmet erleichtert aus.

Fenja: »Ich muss auch noch etwas fragen, weil ich nicht weiß, ob ich das richtig verstanden habe. Euch geht es nicht darum, dass wir zusammenbleiben, oder? Es geht wirklich um das, was ihr gesagt habt. Wir können hier über uns sprechen, wir versuchen herauszufinden, was passiert ist und mehr nicht?«

Bella: »Exakt. Das ist der erste Schritt. Es gibt keine Verpflichtungen oder das verdeckte Ziel, dass ihr unbedingt zusammenbleibt.«

Fenja: »Ich weiß nicht, wie ich es sagen soll, aber das finde ich ziemlich gut und transparent von euch, denn ich weiß wirklich nicht, wo ich stehe und was ich will.«

Chrisch: »Gut, so weit erst mal?«

Alle nicken und erheben sich.

Bella: »Gebt uns Bescheid, wenn ihr wisst, ob ihr euch eine Zusammenarbeit vorstellen könnt.«

Info: Umgang mit aufgedeckten Affären

Wenn eine Affäre aufgedeckt wird, ist das für ein Paar immer eine schmerzhafte und herausfordernde Situation. Es stehen starke Verletzungen und Schamgefühle im Raum. Eine Strategie mit dieser Situation umzugehen, besteht in der Bagatellisierung (Tendenz zur Verharmlosung, Untertreibung oder Herunterspielen von Tatsachen oder Empfindungen). Hier geht es im Kern darum, so zu tun, als hätten die Geschehnisse nicht die Bedeutung, die sie haben. Niklas greift auf diese Strategie zurück, indem er bestreitet, dass seine Affäre eine weitere Beziehung war. Eine Bagatellisierung kann im ersten Moment helfen, starke Schuld- und Schamgefühle abzumildern. Fenja könnte auch versucht sein, diese Strategie anzuwenden – vielleicht hat sie das auch beim ersten Mal getan. Die Erfahrung zeigt, dass diese Strategie nur kurzzeitig entlastet. Im Laufe der Zeit arbeitet sie gegen die Beziehung, weil sie alle vorhandenen Empfindungen klein macht und die eigentlichen Bedingungen für das Zustandekommen einer Affäre nachhaltig verschleiert. Die Gefahr ist groß, dass es zu einer Wiederholung kommt, denn die eigentlichen Schwierigkeiten und Bedürfnisse werden nicht aufgedeckt und bearbeitet.

Interview

Neugier: »Hallo, ihr beiden, da wären wir wieder.«

Bella: »Ja, wie schön. Ist schon eine Weile her.«

Chrisch: »Schön, dich wiederzusehen« und mit einem Blick zu Bella, »wir freuen uns schon auf deine Fragen.«

Neugier: »Beim letzten Fall mit Johanna und Mark war es von Beginn an auch humorvoll, dieses Mal habt ihr eher förmlich und ernst gewirkt. Liegt das am Thema?«

Bella: »Ja, da ist schon ein Unterschied, oder? Der Punkt ist, dass beim Thema Affären viel Schmerz dabei ist. Wir denken, dass es den Paaren mehr hilft, wenn wir uns zu Beginn zurücknehmen und vorsichtig sind. Humor und Auflockerung wären hier fehl am Platz.«

Chrisch: »Bei beiden ist starkes Leid und Angst vorhanden und sie sind mit unterschiedlichen Positionen und Anliegen zu uns gekommen. Sie sind angespannt und in Hab-Acht-Stellung und achten und reagieren sehr aufmerksam auf alle Formulierungen «

Bella: »Deswegen stehen von unserer Seite aus erst einmal Neutralität und Transparenz im Vordergrund.«

Neugier: »Hm … Irgendwie komme ich noch nicht ganz mit. Ich hätte erwartet, dass das alles viel klarer ist. Niklas ist doch der Verursacher dieser Situation …«

Chrisch: »Nein, diese Betrachtungsweise ist zu einseitig und hilft nicht weiter.«

Neugier: »Könnt ihr das genauer erklären?«

Bella: »Also angenommen jemand beschädigt etwas, das für dich wertvoll ist. Zum Beispiel könnte jemand einen Stein in eines deiner Fenster zu Hause werfen. Darüber wärst du ziemlich ärgerlich, oder? Und weiter angenommen, du entschließt dich dann, das Ganze mit uns und der betreffenden Person zu besprechen. Was wäre dann wichtig?«

Neugier: »Ich fange an zu verstehen. Mir wäre wichtig, mich ernst genommen zu fühlen und nicht dazu gedrängt zu werden, zum Beispiel verzeihen zu müssen.

Chrisch: »Und was bräuchte die andere Person?«

Neugier: »Na ja, eigentlich das gleiche. Also das Gefühl, ernst genommen und nicht vorverurteilt zu werden.«

Chrisch: »Und dann stell dir vor, dass ich versuche, humorvoll zu sein. Ich könnte so etwas sagen wie ›Scherben bringen Glück‹, wie würde es dir da gehen?«

Neugier: »Ich fände das oberflächlich, nicht angemessen. Ich würde mich nicht ernst genommen fühlen. Ok, es geht mal wieder um mehr als auf den ersten Blick ersichtlich. Was denkt ihr denn über die beiden?«

Bella: »Erst einmal nicht viel, wenn es um das Denken geht. Wir haben sie ja noch nicht richtig kennengelernt. Auf jeden Fall habe ich Mitgefühl für beide. Ihre Situation ist sehr schmerzhaft, aber auch recht typisch.«

Neugier: »In welcher Hinsicht?«

Chrisch: »Na ja, beim ersten Mal haben sie selbst versucht, eine Lösung zu finden und sehr wahrscheinlich damit ungewollt das zweite Mal verursacht.«

Neugier: »Du meinst, dass sie beim ersten Mal versucht haben, irgendwie damit umzugehen und damit ungewollt eine Wiederholung verursacht?«

Bella: »Genau. Beide wollten sicherlich nicht, dass es ein zweites Mal passiert, aber ihre angewandten Lösungsstrategien waren nicht erfolgreich.«

Neugier: »Welche denn genau?«

Beide lächeln.

Chrisch: »Du bist heute ja in Hochform mit deinen Fragen. Wir könnten das beantworten, aber es wird auch ein Teil der Therapie sein, darüber zu sprechen. Also würden wir dem Ganzen vorgreifen. Du wirst noch ein wenig Geduld aufbringen müssen.«

Neugier: »Alles klar. Ich bin gespannt.«

Eine Runde am See

Einige Tage später klingelt nachmittags Fenjas Handy. Es ist Niklas. Als sie auf das Display sieht, freut sie sich spontan, doch dann sind schlagartig auch der Schmerz und die Wut da. Nach einem Zögern nimmt sie das Gespräch an.

»Hey.«

»Hey Fenja. Ich rufe an, um dich zu fragen, ob wir eine Runde um unseren See machen und über das Erstgespräch sprechen. Was denkst du?«

Fenja hält einen Moment inne und spürt in sich hinein. Sie ist hin- und hergerissen. Einerseits hat sie Lust, Niklas zu sehen, gleichzeitig hat sie Angst, dass es wehtut oder sie sofort wütend wird oder beides zusammen.

»Es stimmt schon, es wäre sinnvoll, das zu tun. Wir sollten uns mal entscheiden.«

Niklas atmet am anderen Ende hörbar durch.

»Okay, schön, dass du ja sagst. In einer halben Stunde dann an der üblichen Stelle?«

»Ja, ich mache mich direkt auf den Weg. Bis gleich.«

Beide legen auf. Ein paar Minuten später startet Fenja. Unterwegs tauchen bei ihr Bilder von früher auf. Vor allem denkt sie an den Anfang. Sie war damals joggen. An einer bestimmten Stelle knickte sie um und stürzte, gerade als ihr Niklas entgegenkam. Er half ihr auf, lachte und fragte, ob das eine Masche sei, alleinstehende Männer kennenzulernen. Sie fand diesen Witz so doof, dass sie auch spontan lachen musste. Niklas half ihr dann den ganzen Weg zurück nach Hause und so begannen sie sich kennenzulernen.

»Wieso ausgerechnet der blöde See, wir haben hier so viel erlebt.«

Beide kommen ungefähr zur gleichen Zeit an und stehen ein wenig hilflos voreinander. Niklas deutet eine Umarmung an, aber Fenja schüttelt den Kopf.

Sie laufen los und blicken abwechselnd auf das Wasser und den Weg vor ihnen.

Niklas gibt sich einen Ruck und eröffnet das Gespräch.

»Ich fand das Erstgespräch ganz gut. Ich hatte den Eindruck, dass beide bemüht sind, für uns da und auch neutral zu sein.«

»Ja, das denke ich auch. Ich weiß allerdings echt nicht so genau, wo uns das hinführen soll. Mir geht es so schrecklich im Moment, ich möchte am liebsten wegrennen und nichts mehr damit zu tun haben.«

Info: Leid

Wenn es uns nicht gut geht, wir inneren Schmerz spüren, leiden wir. Sehr häufig versuchen wir, das Leid loszuwerden, es abzuschalten, weil dieser Zustand für uns sehr unangenehm ist. Leider setzt dann ein Paradox ein: Je mehr wir versuchen, unserem Leid zu entkommen, desto mehr spüren wir es. Tatsächlich können zusätzlich noch innerer Stress und Anspannung entstehen, weil wir uns immer ohnmächtiger fühlen. Auch wenn es uns zu Beginn abwegig erscheint, ist der bessere Weg, das Leid zu anzunehmen. Denn wenn wir es akzeptieren, können wir unsere Versuche einstellen, es loszuwerden. Damit senken wir die empfundene Ohnmacht und es entstehen Freiheitsgrade, die wir nutzen können, unsere Lebensbedingungen an unseren leidvollen Zustand anzupassen. Wir sagen dazu ›Es sich im Leid bequem machen.‹ Das bedeutet in einer Zeit des Leids für Annehmlichkeiten, Komfort, Zerstreuung und Ablenkung zu sorgen – so gut es eben geht. Es kann auch bedeuten, dass wir unseren Selbstanspruch, unsere Selbstkritik eine gewisse Zeit senken, uns bei der Arbeit mehr unterstützen lassen und uns die Dinge zukommen lassen, die uns Trost spenden. Viele Menschen befürchten, dass auf diesem Weg das Leid nie endet. Die Erfahrung zeigt, dass das Gegenteil der Fall ist. Wenn wir uns die nötige Zeit geben, um zu leiden, können wir es mit der Zeit verarbeiten, ›verdauen‹, sodass es allmählich immer kleiner und erträglicher wird.

Beide schweigen.

»Das kann ich gut verstehen. Ich weiß, du kannst es dir nicht vorstellen, aber mir geht es auch nicht gut. Ich bin verzweifelt und habe Angst.«

Fenja bleibt abrupt stehen und schnauzt Niklas an.

»Willst du jetzt Mitleid von mir? Das macht mich fassungslos. Du hast das doch alles angerichtet!«

Sie stemmt die Fäuste in ihre Hüfte, ihre Wangen werden rot. Niklas sieht sie ausdruckslos an.

Sehr leise murmelt er: »Und du machst mit deiner Scheiß-Wut alles kaputt.«

Fenja möchte Niklas am liebsten eine reinhauen, atmet aber tief durch und schaut in den Himmel.

»Keine Ahnung, warum wir beide eine Therapie machen sollen. Am besten gehst du allein hin, was habe ich da zu suchen?«

Niklas schüttelt den Kopf.

»Stell dir vor, Fenja, du hast mich in den ganzen letzten Monaten ziemlich verletzt. Aber das zählt nicht, es zählt nur dein Schmerz. Immer. Wahrscheinlich ist das der Grund, warum das wieder passiert ist.«

»Klar, jetzt bin ich einfach schuld, dass du mit wem anderes was angefangen hast. Wenn ich es nicht besser wüsste, würde ich denken, dass du die hohlste Kartoffel auf dem Planeten bist …«

»Und jetzt kommen wieder die Beleidigungen, na klar.«

Fenja dreht sich stumm um und geht den Weg zurück.

Niklas ruft ihr hinterher: »Was ist jetzt mir der Paartherapie? Ich will es mit uns versuchen!«

Fenja bleibt stehen. Sie hat Tränen in den Augen.

Sie schiebt eine Lippe zitternd leicht nach vorn, während ihr eine Träne über die Wange läuft.

»Mach halt einen Termin, ich denke, dass ich komme.«

Niklas macht ein ernstes Gesicht und nickt leicht.

»Danke, ich schicke dir dann einen Terminvorschlag.«

Fenja setzt sich wieder in Bewegung und entfernt sich weiter von Niklas.

Dieser geht ein paar Schritte zu einer verlassenen Bank und setzt sich.

Nach einigen Minuten beginnt auch er zu weinen.

Paartherapie: Ein vorsichtiger Start

»Wir möchten euch zu Beginn einen Vorschlag machen.« Bella sieht Fenja und Niklas abwechselnd an, die beide fragend gucken.

Fenja: »Ja, um was geht es denn?«

»Wir möchten mit euch über eine Vereinbarung sprechen, die ihr treffen könntet. Zum Beispiel euch während der Dauer der Therapie nicht zu trennen.«

Chrisch: »In eurer Situation fühlt sich alles wahrscheinlich unsicher und ungewiss an. So eine Vereinbarung kann euch Sicherheit geben, dass sich an eurem Status nichts ändert, solange wir zusammenarbeiten.«

Niklas: »Das finde ich gut.«

»Das kann ich mir vorstellen, dass du das gut findest.«, wirft Fenja sofort ein und an Bella und Chrisch gewandt: »Ist das jetzt doch so eine Hintertür, dass wir zusammen bleiben?«

Bella: »Nein, Fenja, so ist es nicht gemeint. Es können dadurch Freiheitsgrade entstehen, um zu einer Klarheit zu kommen. Ganz ergebnisoffen.«

Fenja zuckt mit den Schultern und nickt.

»Gut, so kann ich mich darauf einlassen.«

Chrisch: »Dann kommen wir zum zweiten Punkt der Vereinbarung. Wir schlagen euch vor, für eine gewisse Zeit räumlich getrennt zu leben, wenn ihr dazu die Möglichkeit habt. Es ist etwas, dass wir Paaren in eurer Situation raten. Es macht den meisten oft Angst, aber ihr habt diese Lösung eigentlich auch schon umgesetzt.«

Fenja: »Warum empfehlt ihr das?«

Niklas, dem man ansieht, dass ihm dieser Vorschlag erst einmal nicht behagt, fragt auch: »Ja, genau, das möchte ich auch gern wissen.«

Chrisch: »Würdet ihr im Moment zusammenleben, würde es zwischen euch immer nur das eine Thema geben. Die Erfahrung zeigt, dass in dieser Phase Gespräche sehr emotional, einseitig und wenig konstruktiv sind. Häufig verhärten sie eigentlich nur alles, ohne dass etwas vorankommt.«

Niklas: »Das kann ich nachvollziehen und so ist es im Moment auch. Ich habe aber ein schlechtes Gewissen deswegen. Fenja geht bestimmt in die Wohnung ihrer Firma beim Büro.«

Bella guckt fragend: »Hm?«

Fenja: »Meine Freundin und ich arbeiten mitunter ziemlich viel und neben unserem Büro ist direkt eine Wohnung, die wir gemietet haben und die wir zum Übernachten nutzen, wenn es spät wird.«

Chrisch: »Könntest du dir vorstellen, dort eine Zeit lang zu wohnen?«

Niklas: »Ich habe aber ein schlechtes Gewissen deswegen … Wegen unserer Situation …«

Fenja wird aufbrausend: »*Unsere* Situation? Das ist ja wohl alles *deine* Schuld! Ich bin nicht zu Hause wegen dir, Niklas. Verdammt noch mal, wann übernimmst du endlich Verantwortung für die ganze Scheiße, die du hier anrichtest?«

Niklas seufzt.

»Und es geht von vorn los …«

Chrisch: »Läuft das immer so ab bei euch?«

Fenja: »Dass ich wütend bin, weil Niklas fremdgegangen ist? Auf jeden Fall!«

Chrisch: »Okay, Fenja. Was denkst du über die räumliche Trennung?«

Fenja ist so aufgebracht, dass sie nicht gleich antworten kann.

Bella an Chrisch gewandt: »Gib ihr einen Moment.«

Nach einiger Zeit atmet Fenja ein paar Mal durch und beruhigt sich sichtlich.

»Eigentlich finde ich es gut. Ich kann gerade auch gar nicht in Niklas Nähe sein. Aber ich habe auch Angst davor. Niklas kann dann machen, was er will. Sich zum Beispiel auch wieder mit anderen Frauen in unserer Wohnung treffen.«

Niklas springt aufgebracht aus seinem Sessel hoch.

»Jetzt reicht es. Du stellst mich die ganze Zeit so dar, als hätte ich ständig etwas mit zahllosen anderen Frauen. Das stimmt nicht. Du weißt überhaupt nicht, worum es geht, warum diese Dinge passiert sind. Also hör auf damit! Von mir aus können wir auch tauschen. Ich habe kein Problem damit, die Wohnung beim Büro zu nehmen!«

Fenja guckt zu Bella und Chrisch.

»Darf er das? Darf er so mit mir reden?«

Bella: »Das weiß ich nicht. Ich kann nur sagen, dass ihr euch beide an dieser Stelle kaum in eurem Verhalten und eurer Art unterscheidet.«

Fenja: »Kannst du dich bitte wieder setzen Niklas? Ich bin auch daran interessiert, eine Lösung zu finden. Wie wäre es denn, wenn wir vereinbaren, dass Niklas nur allein in der Wohnung sein darf?«

Chrisch: »Das kommt auf Niklas an. Und er hat ja auch sicherlich Freunde oder Familie, die mal zu Besuch kommen?«

Niklas setzt sich wieder hin: »Genau. Das wäre für mich auch die Ausnahme. Freunde und Familie sind erlaubt, alle anderen nicht.«

Fenja: »Ja, damit kann ich leben.«

Bella: »Also fassen wir es zusammen. Ihr vereinbart, euch während der Therapie nicht zu trennen.« mit Blick zu Fenja, »Was nicht bedeutet, dass ihr am Ende zusammen sein müsst. Außerdem erhaltet ihr eine räumliche Trennung aufrecht. So weit, so gut?«

Fenja und Niklas nicken.

Info: Räumliche Distanz

In manchen Situationen ist es für Paare hilfreich, räumliche Distanz herzustellen. Dieser Schritt ist wichtig, weil er hilft, eine Art Dauerstreit, ein ständiges Muster aus den immer gleichen Fragen und Antworten zu durchbrechen. Gerade in Situationen, in denen eine Affäre aufgedeckt wird, droht eine ständige Beschäftigung mit dem Thema. Paare sprechen dann ausschließlich über das Vorgefallene, machen sich Vorwürfe, hinterfragen alles und versuchen mit größter Anstrengung eine Art Kontrolle herzustellen. Das kann dazu führen, dass bestimmte Gespräche immer und immer wieder geführt werden. Durch die räumliche Distanz wird dieser Prozess durchbrochen und beendet. Darum geht es in diesem Schritt. Die räumliche Distanz macht an sich nichts automatisch besser – es verhindert eine weitere Verschlechterung oder eine Art Blindheit, die durch die ständigen Wiederholungen entsteht. Auf der einen Seite werden die Vorwürfe und das Misstrauen (›Wie konntest du mir das antun?‹) immer größer und auf der anderen wächst das Unverständnis und die Ungeduld (›Irgendwann muss es doch auch mal gut sein.‹). Für viele Paare ist dieser Schritt mit einer großen Angst verbunden, alles zu verlieren oder die Beziehung noch näher Richtung Trennung zu bringen. Die Erfahrung zeigt aber, dass sich dieser Schritt mitunter als einer der wichtigsten im Laufe einer Paartherapie herausstellt und am Ende für eine große Verbesserung sorgt. Dieser Schritt ist aber kein ›Muss‹.

Chrisch steht auf und holt aus einer Ecke des Raumes einen Stuhl. Er stellt ihn mit der Lehne vor sich hin und sieht Fenja direkt an.

»Würdest du zu mir kommen?«

Sie zögert einen Moment, steht dann aber auf und setzt sich auf den Stuhl. Währenddessen hat Chrisch einige Zettel und einen Stift geholt.

»So, Fenja, dann wollen wir mal. Ich werde dir gleich eine Frage stellen und ich möchte, dass du dir Zeit nimmst, um sie zu beantworten. Ich möchte, dass du dabei bei dir selbst bleibst und nicht abschweifst und irgendwie innerlich bei Niklas landest. Das wird dir wahrscheinlich etwas schwerfallen, deswegen werde ich dir helfen.«

Fenja, die bisher mehr auf der Stuhlkante gesessen hat, rutsch nun auf dem Stuhl nach hinten, richtet sich gerade auf, legt ihre Unterarme auf ihre Oberschenkel und schaut Chrisch erwartungsvoll an.

»Was fühlst du im Moment, wenn du dir einen Moment Zeit lässt und in dich hinein spürst?«

Sie schließt die Augen.

»Ich bin sauer auf Niklas, weil …«

»Nein, Fenja, Niklas lassen wir da raus. Ich will wissen, wie du dich fühlst.«

»Das ist schwer. Sobald ich spreche, dreht sich alles nur noch um Niklas.«

»Das verstehe ich, aber darum soll es im Moment nicht gehen. Sieh es mal so. Ich, Chrisch, möchte von deinen eigenen Gefühlen erfahren. Es geht mir um dich. Der Rest ist mir gerade egal. Ich möchte erfahren, wie du dich mit dir selbst fühlst.«

Sie atmet durch. Nach einiger Zeit kommen ihr die Tränen, aber sie kann sprechen.

»Ich fühle mich einsam. Ich bin ganz allein mit diesem Schmerz. Ich fühle mich hintergangen und reingelegt. Ich bin klein und minderwertig, nicht liebenswert. Ich fühle mich ausgetauscht für etwas, das ich nicht benennen kann. Ich bin total machtlos …« Sie hält einen Moment inne und schaut etwas verwirrt.

»Jetzt gerade habe ich eine dunkle, große Wolke gesehen, aus der die Blitze nur so rausschießen … Das ist wohl meine Wut. Ich liebe Niklas und gleichzeitig möchte diese Wolke ihn zerstören. Ich weiß, das klingt heftig, aber du hast ja gefragt, was ich fühle.«

»Was fühlst du noch?«

»Ich habe Angst. Angst, dass wir es nicht schaffen, dass wir uns nicht so verändern können, dass es wieder gut wird. Angst, dass es wieder passiert. Ich war so sicher, dass ich weg bin, sollte es je wieder passieren. Und nun sitze ich doch hier. Ich fühle mich überfordert. Ich weiß nicht, wie ich das alles schaffen soll. Ich brauche jemanden, der für mich da ist und mir hilft. Ich brauche jemanden, auf den ich mich verlassen kann und der mir nicht wehtut.«

Fenja öffnet die Augen, wischt ihre Tränen ab und sieht auf den Boden auf die Blätter, auf denen ihre Gefühle stehen.

Sie wirkt nachdenklich.

»Das ist ganz schön viel, ist das normal?«

»Wir haben Gefühle, weil wir lebendig sind. Also bedeuten viele Gefühle einfach viel Lebendigkeit. Ich möchte dir sagen, dass ich das alles mitfühlen kann. Es berührt mich, dass es dir so geht. Als Therapeuten können wir keine Versprechen geben, aber ich kann dir versichern, dass wir uns viel Mühe geben werden, um euch zu unterstützen. Nimm heute bitte ein wenig Zuversicht mit.«

Fenja nickt.

Bella steht auf, sieht zu Niklas, holt einen weiteren Stuhl und stellt diesen in einiger Entfernung gegenüber von Fenja auf.

»So, Niklas, jetzt sind wir beiden an der Reihe.« Sie lädt Niklas mit einer Handbewegung ein, auf dem Stuhl Platz zu nehmen.

Nach einer Weile sieht sie Niklas an.

»Bereit? Du weißt, worum es geht?«

»Ich denke schon.«

Niklas schließt die Augen.

»Okay, was fühlst du, wenn es nur um dich geht?«

Niklas nimmt sich Zeit, um zu antworten.

»Ich bin traurig, so wahnsinnig traurig. Ich weiß, was ich getan habe, aber es fühlt sich so an, dass es an Fenja und mir zusammen liegt, und das macht mich noch mehr traurig. Wie sollen wir jemals die Wahrheit finden?« Niklas beginnt zu weinen.

»Ich fühle mich einsam und schon sehr lange verletzt. Ich bin nicht wichtig, unwichtig, es zählt nicht, wer ich bin oder was ich brauche. Ich fühle mich klein und schwach. Und ich hasse mich selbst für das, was ich getan habe. Ich verabscheue mich. Ich möchte Fenja einfach nur lieb haben, aber das darf ich nicht … Es tut so weh …«

»Gib dir Zeit, Niklas.«

Niklas schnäuzt in ein Taschentuch, bevor er weiterspricht.

»Ich habe Angst, dass wir es nicht schaffen. Ich habe Angst, dass ich mich immer so einsam fühlen werde. Und ich möchte mit den Fingern schnipsen und einen Zeitsprung machen. In eine Zeit, in der es uns einfach gut ging …«

Er hält sich eine Hand vor das Gesicht und schluchzt ein wenig. Nach einer Weile beruhigt er sich und öffnet die Augen.

»Gut gemacht, atme einfach mal durch.«

Fenja steht auf und geht zu Niklas. Ohne etwas zu sagen, streicht sie ihm leicht über den Kopf. Er greift ihre Hand und drückt sie kurz.

»Danke.«

»Sieh mal.« Bella sieht Niklas an und deutet auf die Blätter, die auf dem Boden liegen.

»Auch ganz schön viel, oder?«

»Oh ja, ganz schön viel. Du hast es schon von Chrisch gehört. Ich fühle mit dir und kann dir sagen, dass wir uns sehr viel Mühe geben werden, um euch zu unterstützen.«

Bella sieht abwechselnd zu Fenja und Niklas.

»Ich möchte, dass ihr jetzt die Plätze tauscht und euch jeweils anguckt, wie sich euer Gegenüber fühlt. Macht es bitte still für euch. Es geht nicht darum, etwas zu sagen oder sich auf etwas zu beziehen.«

Beide setzen sich auf die Stühle des jeweils anderen und beginnen, sich die Zettel anzuschauen.

Chrisch wendet sich nach einer Weile an beide.

»Wie ist es, sich die Gefühle eures Gegenübers bewusst zu machen?«

Niklas sieht zu Chrisch.

»Ich bin überwältigt, ich kann gar nicht viel dazu sagen. Ich brauche Zeit, um das zu verdauen.«

»Und du, Fenja?«

»Eigentlich genauso. Ich bin nur so zwiegespalten. Ich sehe, wie Niklas sich fühlt und das geht mir nah, es macht etwas mit mir, es tut mir weh, dass es ihm so geht. Und gleichzeitig bin ich voll mit Vorwürfen, die ich ihm schon wieder sagen will. Ich will nicht nett zu ihm sein. Das hat er nicht verdient!«

Bella schaltet sich ein.

»Deine widersprüchlichen Gefühle sind sicher nicht einfach, Fenja. Dass du es fühlst und beschreibst und nicht einfach direkt loslegst, fällt dir sicherlich auch nicht leicht.«

Fenja nickt.

Chrisch: »Nehmt diesen Eindruck für heute mit, denn unsere Zeit ist um. Schaut, was euch heute noch guttut. Wir sehen uns in zwei Wochen wieder.«

Info: Fühlen & Handeln vs. Fühlen & Beschreiben

In Situationen, in denen wir emotional sind, ist das, was wir spüren, für uns oft die Wahrheit. Es läuft wie von selbst: Etwas passiert, wir fühlen und schon ›wissen‹ wir, was es bedeutet. Und im Sinne dieser ›Wahrheit‹, dieser Bedeutung handeln wir. An dieser Stelle geht es nicht darum, diesen Zusammenhang zu bewerten. Wir alle orientieren uns an unseren Gefühlen, ohne viel nachzudenken oder uns zu fragen, warum wir etwas auf eine bestimmte Weise emotional wahrnehmen. Als Therapeuten nennen wir diesen Zustand ›heiß‹. Damit ist nicht gemeint, dass wir unbedingt hitzig sind, sondern dass wir mit dem, was wir fühlen, innerlich verschmolzen sind. Wenn wir etwas lustig finden, lachen wir. Wenn uns etwas ärgert, schimpfen wir – ohne viel nachzudenken. Das Nachdenken findet viel eher im ›kalten‹ Zustand statt. Damit ist nicht gemeint, dass wir emotional kalt sind, also unsere Gefühle herunterregeln oder unterdrücken. Sondern vielmehr, dass wir einen inneren Abstand zu unseren Gefühlen haben, sodass wir diese beschreiben können. Also anstatt wütend zu sein, können wir Wut in uns wahrnehmen und das auch aussprechen. Es ist eine große Leistung, wenn wir starke Gefühle haben und dabei in einem ›kalten‹ Modus sein können. In diesem Modus können wir unserem Gegenüber beschreiben, was bei uns los ist, ohne dass wir in den Fluss der Handlung springen und einfach das tun, was uns unsere Gefühle sagen. Diese Fähigkeit ist gerade in Beziehungen sehr wichtig. Sie kann uns den Raum geben, in schwierigen Situationen verständnisvoll, nachvollziehbar und offen miteinander zu sprechen. Unser Gegenüber muss sich nicht direkt verteidigen, sondern kann zuhören und sich besser auf das einlassen, was wir zu sagen haben.

Interview

Neugier: »Das war eine sehr emotionale Sitzung. Der Schmerz der beiden ist so groß.«

Chrisch: »Das Schwierige an Affären ist oft, dass sie etwas verschleiern. Die wenigsten von uns werden morgens wach und denken sich: ›So, heute starte ich mal eine Affäre.‹ Einer Affäre geht meistens etwas voraus.«

Bella: »Vorher passt schon etwas nicht in der Beziehung. Das kann mit Einsamkeit, gefühlter Wertlosigkeit, mangelnder emotionaler oder körperlicher Intimität zu tun haben oder auch mit unterdrückten und nicht ausgesprochen Bedürfnissen.«

Chrisch: »Dieser vorausgehende Schmerz zeigt sich, wenn die Affäre aufgedeckt wird und beide eigentlich zusammenbleiben wollen.«

Neugier: »Interessant. Ich habe vor kurzem einen Artikel gelesen, in dem es um Affären ging. Er befasste sich mit dem Aspekt, dass eine Beziehung nicht immer unglücklich sein muss, sonders dass es auch Menschen gibt, die glücklich in ihrer Beziehung sind und dennoch fremd gehen.«

Bella: »Natürlich gibt es das auch. Aber auch hier kommt es zu starken Verletzungen. Wir sprechen ja nur dann von Fremdgehen, wenn es heimlich passiert, der Beziehungsmensch davon nichts weiß und von Exklusivität ausgeht. Im beidseitigen Einverständnis wäre es eine offene Beziehung.«

Chrisch: »Wir haben es überwiegend mit Paaren wie Fenja und Niklas zu tun. Zwei Menschen, die in einer festen Beziehung mit gegenseitiger Exklusivität sind und die versuchen, ihre Krise zu überwinden.«

Bella: »Jetzt sind wir mal neugierig. Was denkst du denn, haben die beiden eine Chance?«

Neugier: »Oh je, gute Frage. Ich denke die ganze Zeit, dass es schwierig ist, weil es zwei Mal passiert ist. Gefühlt erschwert es das Ganze sehr. Ich könnte mir gut vorstellen, dass die beiden es nicht schaffen, dass Fenjas Verletzung zu groß ist.«

Bella: »Das ist eine Perspektive. Aber was ist mit Niklas Verletzung?«

Neugier: »Seine Verletzung? Er hat sich doch genommen, was er wollte.«

Chrisch: »Stimmt, das ist eine Sichtweise. Du kannst es aus einer moralischen Perspektive sehen.«

Neugier: »Ich habe das eigentlich gar nicht so moralisch gemeint. Ich meine es neutraler wie ein Verursacher-Prinzip.«

Bella: »An einer Affäre sind immer mehrere Menschen und Perspektiven beteiligt. Meistens ist das alles nicht so eindeutig, wie wir uns das vorstellen.«

Chrisch: »Es greift oft zu kurz, ist zu eindimensional. Zumindest für uns als Therapeuten. Wir müssen andere Perspektiven, ein anderes Verständnis mit den beiden entwickeln, damit sie eine Chance haben.«

Neugier: »Und die wären?«

Bella: »Angenommen, die Affären sind das Resultat von etwas. Dann ist dieses Etwas nicht einfach nur eine Laune oder Spontanität von Niklas. Es ist etwas, das sich über einen längeren Zeitraum entwickelt, angebahnt hat und an dem beide beteiligt sind. Es geht um die Beziehung der beiden vor der Affäre.

Chrisch: »Dort wird der Grundstein gelegt für das, was dann passiert.«

Bella: »Daher richten wir unsere Aufmerksamkeit auf die Beziehung vor den Affären. Im Moment stehen die Affäre und das durch sie verursachte Leid im Raum. Sie verschleiert erst einmal die Sicht auf den Weg dorthin.«

Neugier: »Ich bin gespannt, wie ihr das machen werdet und wie sich alles entwickelt.«

Ein denkwürdiges Telefonat

Einige Tage später klingelt abends noch Niklas Handy. Es ist Fenja. Er geht sofort ran.

»Hey …«

»Hey, du. Ich bin neugierig, wie es dir geht. Ich muss die ganze Zeit über die Sitzung und unsere Gefühle nachdenken. Ich gehe alles immer wieder durch und sehe uns beide da weinend sitzen …«

Niklas schweigt einen Moment und schließt die Augen.

»Mir geht es genauso. Das alles kommt mir so groß und mächtig vor. Ich fühle mich winzig und stehe vor einem alles überragenden Berg.«

Fenja seufzt.

»Ich bin von mir selbst gelangweilt. Ich wiederhole die ganze Zeit nur meine Vorwürfe innerlich. Ich gehe alles durch und dann zack, beginnt wieder alles von vorn. Das zermürbt mich.«

»Ich weiß nicht, was ich sagen soll. Ich fühle mich direkt schuldig und habe das Gefühl, dass ich nicht das Recht habe, etwas zu sagen.«

Beide schweigen.

»Was würdest du denn sagen? So rein hypothetisch.«

Niklas denkt nach.

»Ich würde sagen wollen, dass ich dir das gern abnehmen möchte, damit es dir wieder besser geht. Ich würde sagen, dass es mich quält, dass es dir so geht.«

Er hört, dass Fenja aufgestanden ist und im Zimmer auf- und abgeht.«

»Was ist los?«

»Einerseits glaube ich es dir und es berührt mich. Und wenn es mich berührt, kommt gleich wieder diese Wut, dass ich dich beschimpfen möchte. Warum das alles? Hast du eigentlich noch Kontakt zu Jasmin?«

Niklas schließt ergeben die Augen, hebt den Kopf und schüttelt ihn leicht genervt.

»Nein, ich habe keinen Kontakt mehr zu Jasmin. Ich habe es doch beim Erstgespräch erzählt. Und du hast doch die Daten der Nachrichten auf dem Handy gesehen.«

»Keine Nachrichten mehr?«

»Nein, nichts dergleichen.«

»Wie hast du ihr es denn erklärt?«

Niklas spürt, dass sich langsam eine Falle öffnet.

»Ich habe nicht viel erklärt. Ich habe ihr gesagt, dass ich das Ganze nicht mehr möchte, weil es mir damit nicht gut geht.«

»Und wie hast du das begründet?«

»Ich habe es gar nicht begründet.«

»Aber wie hat sie denn reagiert?«

Niklas hält inne.

»Fenja? Mir kommt das hier vor wie ein Verhör. Ich kann verstehen, dass du alles wissen willst. Wir haben das schon so oft gemacht und es hat am Ende eigentlich immer nur im Streit geendet. Können wir das bitte …«

»Geht es dir darum? Dass du schön die Kontrolle behältst? Immer nur das zugibst, was du zugeben musst? Alles immer schön trennen, damit keiner es wirklich mitbekommt? Es stoppen, wenn es unangenehm wird? Beim ersten Mal war es schon so.«

Niklas schweigt.

»Und überhaupt muss ich alles immer irgendwie aus dir herausarbeiten. Ich denke, da ist noch viel mehr, als du zugibst. Wer weiß, wie viele Frauen es am Ende tatsächlich sind.«

»Denkst du das wirklich?«

»Sag du es mir! Du bist doch der mit den Geheimnissen.«

»Es gibt keine weiteren Geheimnisse.«

»Ach ja, und was war das bei der letzten Klassenfahrt, als deine Kollegin Judith an dein Telefon gegangen ist, als ich noch spät angerufen habe?«

»Das habe ich dir doch erklärt. Sogar Judith hat es dir am Telefon erklärt. Wir haben am Abend eine Nachtwanderung gemacht, eins der Kinder ist gestürzt und ich habe mich darum gekümmert. Und weil es schon spät und das Kind sehr aufgebracht war, hatte ich Judith gebeten, ranzugehen und dir zu sagen, was los ist, damit ich mich um meinen Schüler kümmern kann.«

»Wie soll ich dir solche Geschichten noch glauben? Wie hieß denn das Kind?«

»Echt jetzt, Fenja?«

»Ja, echt jetzt. Du sagst mir jetzt den Namen oder das wars mit uns!«

Niklas seufzt.

»Das Kind heißt genauso wie ich. Niklas.«

Fenja lacht auf.

»Das soll ich dir jetzt glauben? Weil es das Kind gar nicht gegeben hat, sondern du und Judith im Bett wart, muss es mal eben auf die Schnelle dein Name sein, weil dir nichts Besseres einfällt oder wie? Lächerlich …«

»Du willst nicht sehen, wo uns das hinführt, oder?«

»Wieso? Du hast uns doch hierhergeführt und willst mir nicht mal die Wahrheit sagen? Jetzt, wo alles ans Licht kommt, was du getan hast.«

»Ich habe eine Frage, Fenja.«

»Ich höre.«

»Sehen wir uns bei der Paartherapie?«

»Das weiß ich noch nicht …«

Niklas legt auf.

Info: Vertrauen vs. Kontrolle

Ein Begriff, der häufig in Beziehungen auftaucht, ist das Vertrauen. Wenn wir einander vertrauen, sind wir überzeugt, dass wir uns gegenseitig keinen Schaden, Schmerz oder Leid zufügen. In Beziehungen bringen wir dieses Vertrauen mit, wir setzen es voraus. Auf der einen Seite ist das etwas Positives, erst einmal davon auszugehen, dass wir uns keinen Schaden zufügen werden oder möchten. Wie sollten wir uns sonst auch auf einen Menschen einlassen können, den wir im Grunde genommen zu Beginn kaum kennen, der uns auf gewisse Weise fremd ist? Auf der anderen Seite kann unser Vertrauen zerstört oder verletzt werden, wenn es zu einer Affäre kommt. Wir machen dann die schmerzliche Erfahrung, dass unsere im guten Glauben getroffene Überzeugung erschüttert wird. In diesem Fall wird aus Vertrauen Misstrauen. Da wir emotional stark berührt sind, können wir nicht erkennen, wie oft unsere positive Überzeugung zuvor eigentlich richtig war – sondern an diesem Punkt erleben wir, dass alles gelogen, alles nicht aufrichtig war. In diesem Fall stellen wir alles infrage – vor allem uns selbst, sodass wir instinktiv zu einem bestimmten Prinzip greifen: der Kontrolle. Da wir nicht mehr fühlen und wissen, woran wir sind, versuchen wir durch genaueste Detailinformation wieder Sicherheit und Orientierung herzustellen. Meistens mit dem Ergebnis, dass es uns nicht hilft. Denn Vertrauen ist etwas Emotionales, Kontrolle dagegen etwas Rationales. All unser kopfgesteuertes Denken und die Suche nach konkreten Informationen geben uns kein Gefühl der Sicherheit oder Orientierung zurück. Unabhängig davon, wie oft wir fragen oder wie groß die Menge der Informationen ist, die wir zusammentragen. Wir sind in einem Kreislauf aus Zweifeln, Misstrauen und ständigem Fragen gefangen. Eine sehr schmerzhafte und belastende Situation – für beide Beteiligten.

Paartherapie: Feuerprobe

Es klingelt das zweite Mal und Bella geht zur Tür, um Niklas hereinzulassen.

»Ist Fenja da?«

Bella nickt und geht voraus in den Therapie-Raum.

Als alle sitzen, beginnt Niklas das Gespräch.

»Entschuldigt bitte die kurze Verspätung. Mir ist bei der Arbeit noch eine Kleinigkeit dazwischen gekommen …«

Fenja: »Judith, vielleicht? Hm?«

Niklas verdreht die Augen und sieht an die Decke.

Chrisch: »Das soll eine Anspielung sein, oder Fenja?«

»Ja, Niklas weiß genau, wovon ich spreche.«

Bella: »Niklas, magst du uns erzählen, was passiert ist?«

Niklas erzählt von dem letzten Telefonat.

Fenja: »So, jetzt musst du endlich die Wahrheit sagen. Erzähl den beiden, wie es wirklich war!«

Bella: »Nein, Fenja, das muss er nicht. Beziehungsweise denke ich, dass er das bereits getan hat. Deshalb habe ich eine Frage an dich. Und die wird für dich nicht einfach sein. Ich denke sogar …«

»Wie? Bist du jetzt auf Niklas Seite? Ihr solltet ihm kein Wort von dem glauben, was er …«

Chrisch zieht die Augenbrauen nach oben.

»Fenja? Ich bin gespannt auf Bellas Frage und würde diese gern hören.«

Fenja hält inne und schaut Bella fragend an.

»Also die Frage ist, wie du es eigentlich geschafft hast, Niklas bei anderen Frauen abzugeben.«

Fenja hält sich eine Hand an den Hals und neigt leicht den Kopf.

»Bitte? Wie … Ist das dein Ernst?«

»Ja. Diese Frage schockiert dich, aber ich denke, dass es an der Zeit ist, sie dir zu stellen.«

Fenja ist zwischenzeitlich aufgestanden und sieht Bella aufgebracht an. Mit schnellen Schritten eilt sie aus dem Raum.

»Ihr blöden …«

Kurz darauf zieht sie die Praxistür mit einem lauten Rums hinter sich zu.

Chrisch steht auf, sieht freundlich zu Niklas und dann zu Bella.

»Dann geh ich den Wut-Ballon mal einsammeln …«

Bella nickt und sieht zu Niklas.

»Wie wäre es in der Zwischenzeit mit einem Kaffee für uns beide?«

Niklas seufzt.

»Ja, das wäre großartig.«

Chrisch verlässt die Praxis, betritt die Straße, sieht nach rechts und links und sieht Fenja um eine Häuserecke verschwinden. Die Arme vor ihrem Oberkörper verschränkt und leicht nach vorn gebeugt. Chrisch geht ihr zügig hinterher und ruft ihren Namen, nachdem er auch um die Häuserecke gebogen ist.

»Hey, Fenja! Warte bitte!«

Fenja bleibt stehen, dreht sich um und sieht Chrisch überrascht an. Sie ist sichtlich aufgebracht.

»Was willst du? Mich genau den gleichen Blödsinn fragen wie Bella gerade?«, macht Fenja ihrem Ärger Luft.

»Sicher, dass ihr Therapeuten seid?«

Chrisch ist mittlerweile bei ihr angekommen und zeigt auf eine Bank einige Schritte entfernt.

»Na komm, da kannst du weiter Dampf ablassen und ich höre dir zu.« Er bewegt eine Hand in Richtung ihres Ellbogens und macht mit der anderen eine einladende Geste zur Bank.

Fenja guckt ihn widerwillig an, setzt sich dann aber in Bewegung. Als sie sitzen, verschränkt Chrisch die Arme. Er hebt seinen Kopf ein wenig und sieht in den Himmel. Fenja starrt vor sich hin und beißt sich leicht auf die Unterlippe, bis sie etwas sagt.

»Was willst du jetzt von mir?«

Chrisch blickt sie kurz von der Seite an und sieht dann wieder in den Himmel.

»Ich wollte nicht, dass du allein bist mit deiner Wut und deiner Verzweiflung.«

Wieder Schweigen.

»Klingt fast so, als wäre es dir wichtig.«

»Du bist wichtig.«

»Warum?«

»Weil ich Mitgefühl habe.«

»Mitgefühl … Bella anscheinend nicht. Sonst könnte sie mir wohl kaum solch eine Frage stellen.«

»Ich denke, es ist genau andersherum. Gerade weil sie so viel Mitgefühl hat, stellt sie dir diese Frage.«

»Das sagst du nur, weil sie deine Frau und deine Kollegin ist. Ich kann dir gar nicht sagen, wie schlimm ich diese Frage finde.«

»Ich denke, dass es nicht um diese Frage geht ... Sondern um etwas anderes.«

Fenja hält sich mit den Händen an der Bank fest und lässt den Kopf hängen.

Beide schweigen.

Nach einer Weile legt Chrisch seine Hand ganz leicht auf ihren Rücken unterhalb ihrer Schultern und lehnt sich nach hinten an die Bank. Sie beginnt zu weinen.

»Was soll ich denn machen, Chrisch? Es tut alles so weh und es hört nicht auf wehzutun ...«

»Na ja, du hast jetzt erst mal zugegeben, dass es dir wehtut und du leidest. Bisher hast du uns heute nur deine Wut gezeigt, um dich vor weiteren Verletzungen zu schützen ... Soll ich meine Hand wieder wegnehmen?«

»Nein, das tut gut.« Zwischen ihren Tränen lacht sie kurz. »Endlich kann ich mal weinen. Das liegt wohl an deiner Hand?«

»Magisch, oder?«

Jetzt lachen beide. Fenja holt ein Taschentuch aus ihrer Hosentasche und trocknet ihre Tränen.

»Es tut gut, hier zu sitzen. Können wir noch einen Moment so bleiben?«

»Na klar.«

Nach ein paar Minuten richtet sich Fenja auf und atmet durch. Chrisch nimmt seine Hand von ihrem Rücken und richtet sich auch auf.

»Es ist irgendwie schräg, aber ich habe gerade Hunger bekommen.«

»Hunger aufs Leben?«

»Was meinst du damit?«

»Ich denke, das wirst du am Ende selbst herausfinden.«

Fenja lächelt.

»Noch etwas, was ich grade nicht verstehe. Na gut, dann möchte ich jetzt zurück und damit anfangen zu verstehen, wie Bella diese Frage gemeint hat. Denn eben habe ich gedacht, dass ich die Frage auch interessant finde, wenn ich mal meine Gefühle ein wenig zur Seite schiebe.«

Chrisch springt auf.

»Na dann komm, finden wir es heraus!«

Als die beiden zurückkehren, steht Niklas auf und macht einen Schritt auf Fenja zu, die kurz die Hand hebt und den Kopf schüttelt. Niklas setzt sich wieder. Bella lächelt und sieht Fenja aufmerksam an, die sich wieder in ihren Sessel setzt.

Chrisch: »So, da wären wir wieder. Wie geht es euch hier?«

Bella: »Ganz gut. Wir haben einfach auf euch gewartet und Kaffee getrunken.«

Fenja: »Deine Frage hat mich ganz schön schockiert und mir wehgetan.«

»Das tut mir leid, es war nicht meine Absicht, dir wehzutun. Meine Absicht war, dich aus diesem emotionalen Tunnel zu holen.«

»Emotionaler Tunnel?«

»Ja, ich hatte den Eindruck, dass du in Wut und Misstrauen verloren bist. Und ich weiß, diese Frage löst ganz viel aus. Sie ist unbequem, schmerzhaft und wir können sie ganz schnell missverstehen.«

»Da gebe ich dir Recht. Vorhin war ich total gefangen, verloren …«

Bella: »Ich würde sagen, dass du dich in einer gewissen Form der Ohnmacht verloren hast. Wenn wir ohne Macht sind, können wir dazu neigen, um uns zu schlagen, in der Hoffnung, die Verzweiflung zu vertreiben, die sich in uns breitmacht.«

»Okay, Bella, was meintest du denn mit dieser Frage? Wenn ich nur an die Frage denke, habe ich direkt ein Gefühl von Schuld. Ich weiß nicht, wie ich es sagen soll … So, als hätte ich Niklas an die Hand genommen und ihn direkt in das Schlafzimmer einer anderen Frau geführt.«

»Das kann ich gut nachvollziehen … Für mich steht hinter dieser Frage eine bestimmte Annahme. Nämlich, dass euch beiden eure Beziehung gehört. Ihr habt beide einen Anteil an eurer Situation. Diese Frage soll darauf hindeuten, dass Niklas nicht die gesamte Zeit eurer Beziehung mit anderen Frauen etwas hatte, sondern dass vor den Affären schon etwas zwischen euch vielleicht nicht gut gelaufen ist. Und vielleicht auch währenddessen und danach. Das bedeutet, dass du einen Anteil hast an dem, was geschehen ist. Nicht im Sinne einer Schuld, sondern vielmehr durch dein Verhalten und Veränderungen, die es in eurer Beziehung gegeben hat. Das führt zum Gegenteil von Ohnmacht. Ich wollte dir mit dieser Frage die Augen öffnen, was schmerzhaft ist. Ich wollte dir ein Stück deiner Ohnmacht nehmen, indem ich dir verdeutliche, dass nicht alles von Niklas ausgeht.«

Chrisch: »Vielleicht kannst du es trennen, Fenja. In eurer Beziehung sind Dinge geschehen, die Niklas vielleicht nicht gut verkraftet hat, mit denen du ihm vielleicht wehgetan hast. Und auf der anderen Seite sagt niemand, dass es in Ordnung ist, deswegen Affären zu haben.«

Fenja guckt nachdenklich zwischen den beiden hin und her.

»Hm … Das klingt auf eine gewisse Weise nachvollziehbar. Aber es ist auch schwer anzunehmen.«

Sie blickt zu Niklas, der sie neugierig anguckt.

»Was sagst du denn dazu?«

Er blickt einen Moment aus dem Fenster und seufzt dann.

»Was heißt denken? Ich bin ziemlich aufgewühlt.«

»Aufgewühlt?«

»Na ja, ich war die ganze Zeit auf der Flucht vor deiner Wut und deinen Angriffen. Ich glaube, deswegen will ich unsere Streits immer so schnell hinter mich bringen. Aber nachdem, was die beiden gesagt haben, hat sich etwas entspannt in mir. Ich würde sagen, dass ich dadurch eben vielleicht das allererste Mal begreifen und spüren konnte, wie scheiße das ist, was ich getan habe. Ich habe eben das erste Mal eine richtige Verantwortung für dich und mich gespürt. Ohne Druck, Ausflüchte, ohne dieses Fliehende und Eilige. Das muss ich wahrscheinlich erst mal eine Zeit lang bedenken. Ich möchte mehr darüber herausfinden.«

Er beginnt zu lächeln.

Bella: »Warum lächelst du?«

»Ich fühle mich entspannt und schuldig, aber gleichzeitig bin ich auch neugierig, was das alles bedeutet.«

Fenja sieht ihn an.

»Machst du dich über mich lustig oder meinst du das ernst?«

»Ich meine es absolut ernst. Ich muss erst mal begreifen, wie schlimm ich das finde, was ich getan habe. Und gleichzeitig möchte ich verstehen, was in unserer Beziehung falsch gelaufen ist, so wie Bella es erklärt hat.«

»Okay, wenn du es ernst meinst, will ich das auch. Dann versuche ich, über meinen Anteil nachzudenken.«

Chrisch: »Für heute ist unsere Zeit um. Dem, was ihr gerade gesagt habt, haben wir erst einmal nichts hinzuzufügen.«

Bella: »Heute war es schwer für euch. Ihr habt das sehr gut gemacht. Ihr könnt stolz auf euch sein.«

Übung: den eigenen Anteil erkennen

In schwierigen Beziehungssituationen neigen wir alle zum ›Schuldprinzip‹. Wir sind verletzt, fühlen uns verlassen oder betrogen. Natürlich ist es da naheliegend, unserem Gegenüber die Verantwortung zuzuschreiben. Das ist erst einmal menschlich und ziemlich normal. Gleichzeitig geben wir damit die Zuständigkeit für unser Wohlergehen aus unseren Händen. Wir erwarten, dass unser Gegenüber etwas tut, damit es uns wieder besser geht. Das ist auf eine gewisse Art logisch, denn unser Gegenüber hat ja auch etwas getan, das bei uns Leid und Schmerz auslöst. In dieser Situation entstehen eine sehr enge Perspektive und eine hohe Abhängigkeit vom Verhalten unserer Partnerin oder unserem Partner. Etwas nüchterner betrachtet ist eine Beziehung ein wechselseitiges Geschehen. Wir verhalten oder äußern uns, was eine Reaktion auslöst, auf die wir wiederum reagieren. Das bedeutet, dass wir durch unsere Handlungen oder Äußerungen Einfluss auf das Beziehungsgeschehen nehmen. Das ist gemeint, wenn wir vom eigenen Anteil an einer Beziehung sprechen. Aber dabei ist Vorsicht geboten. Damit ist nicht gemeint, dass unser Verhalten automatisch das Verhalten unseres Gegenübers erklärt oder begründet oder unser eigenes. Wenn es in deiner Beziehung immer wieder zu den gleichen Konflikten oder negativen Situationen kommt, frage dich selbst: Was ist mein Anteil an dieser Situation? Was an mir oder in meinem Verhalten erhält diese Situation aufrecht? Was könnte ich dazu beitragen, damit sich diese Situation verändern kann? Achtung: Wenn es um Affären, Eifersucht oder sehr große und weitreichende Streitthemen geht, ist bei diesen Fragen sehr viel Feingefühl und Geduld notwendig. Wenn wir lernen, unseren eigenen Anteil in unserer Beziehung wahrzunehmen, reduzieren wir die Abhängigkeit vom Verhalten unseres Gegenübers und erhöhen unsere eigene Fähigkeit, positiv auf unsere Beziehung einzuwirken. Oder anders ausgedrückt: Die anderen um uns herum können wir nicht kontrollieren – uns selbst aber schon.

Interview

Neugier: »Also, Bella, ich muss schon sagen … Bei deiner Frage habe ich ganz automatisch die Luft angehalten, war angespannt und auch ein wenig schockiert. Darf man so etwas fragen? Dann aber fand ich deine Frage auch sehr interessant. Sie hat eine ganz andere, wie sagt ihr immer, *Perspektive* reingebracht.«

Bella: »Genau dazu ist diese Frage gedacht. In der Situation, in der beide sind, gibt es oft diese Konstellation. Die betrogene Person geht immer wieder in eine Art Verhör mit sehr großem Misstrauen. Die andere Person wird dagegen immer frustrierter und resignierter, weil sich das Misstrauen wie ein Flächenbrand über die ganze Beziehung ausbreitet.

Chrisch: »Das alles verfestigt sich mit der Zeit. Das bedeutet, dass es ab einem bestimmten Zeitpunkt nur noch um Angriff und Verteidigung geht. Gefühle, Bedürfnisse und andere Erklärungsversuche haben keinen Raum. Das Feuer, der Flächenbrand verbraucht den ganzen Sauerstoff.«

Neugier: »Was mich sehr interessiert, ist die Frage, ob ihr Niklas glaubt oder ob ihr auch ähnlich misstrauisch seid?«

Chrisch: »Nein, das spielt für uns als Therapeuten überhaupt keine Rolle. Die beiden kommen zu uns, weil sie etwas für ihre Beziehung möchten.

Uns geht es nicht darum, eine moralische Entscheidung zwischen beiden zu fällen. Ob beide ehrlich sind, liegt in ihrer Verantwortung.«

Die Neugier sieht ein wenig unsicher aus und guckt hilfesuchend zu Bella. Diese lacht kurz und schüttelt den Kopf.

Bella: »Du möchtest wohl auch von mir eine Erklärung? Also, im ersten Schritt geht es darum, die beiden darin zu unterstützen, Stabilität zu entwickeln. Eine Situation herzustellen, in der beide eine Art Sicherheit erleben, die es erlaubt, sich mit dem Geschehen auseinanderzusetzen. Es spielt keine Rolle, ob beide besonders offen oder ehrlich sind. Oder sich für eine oder einen von beiden irgendwie zu entscheiden. Unserer Erfahrung nach können weitere, neue Informationen im Laufe der Zeit dazukommen, die alles wieder in ein ganz anderes Licht rücken.«

Neugier: »Heute habe ich augenscheinlich Schwierigkeiten, euch zu folgen …«

Chrisch: »Angenommen, wir haben es hier mit zwei Parteien zu tun, die sich in einem Konflikt befinden. Und weiter angenommen, diese beiden Parteien kommen zu uns, um eine Lösung für diesen Konflikt zu finden. Warum sollten wir uns dann damit beschäftigen, welcher Partei wir mehr glauben oder überhaupt einer Partei zu glauben? Ja, vielleicht ist Niklas ehrlich. Vielleicht ist er es auch nicht. Wenn Bella und ich unsere Arbeit machen, werden beide ihren Konflikt, das, was vorgefallen ist, miteinander verarbeiten und einen Weg damit finden. Wenn das eintritt, spielt es doch keine Rolle für die beiden, was oder wem wir glauben. Das wäre einfach Zeitverschwendung. Und in meinen Augen auch unprofessionell. Dann könntest du jetzt noch fragen, ob wir uns privat, außerhalb des Therapieraums mit dieser Frage beschäftigen. Nein, eigentlich nicht. Wenn, geht es eigentlich immer nur um die Frage, wie wir noch besser unterstützen können. Wie wir dazu beitragen können, dass sich die Atmosphäre verändert und Möglichkeiten, Räume entstehen, in denen wir an dem Eigentlichen arbeiten können.«

Neugier: »Fenja war ja von der Frage sehr aufgebracht. Geht es allen so in dieser Situation, wenn ihr diese Frage stellt?«

Bella: »Also so impulsiv wie Fenja heute reagieren nicht viele. Aber die Frage hat schon immer einen mächtigen Effekt.«

Neugier: »Wenn ich ehrlich bin, war ich, wie ich ja schon zu Anfang unseres Gesprächs sagte, ziemlich geschockt. Ich habe wie Fenja auch sofort gedacht, dass es darum geht, ihr die Schuld an allem zu geben.«

Bella: »Ich bin mir sehr sicher, dass vor Niklas Affären schon Dinge vorgefallen sind. Und da wird es um die Beziehung der beiden gehen, an der Fenja auch beteiligt ist. Diese Frage kann sehr viel anregen, sichtbar machen. Aber ich verstehe auch, dass sie zu Beginn wie eine einseitige Schuldzuweisung wirkt. Die Frage bedeutet nicht, dass Niklas für sein Verhalten nicht die Verantwortung übernehmen muss. Egal, was zwischen den beiden vorher vorgefallen ist, war es allein Niklas Entscheidung, so darauf zu reagieren.«

Interview: »Ich fand heute das Ende sehr interessant. Es wirkte so, als könnte sich etwas entwickeln.«

Chrisch: »Genau auf diesen Punkt zielen wir. Fenja konnte vielleicht das erste Mal eine Ahnung entwickeln, dass es nicht nur um Niklas und seine vermeintliche Schuld geht. Sondern, dass sie auch einen Anteil an dem Ganzen hat. Niklas wiederum hat sich dadurch vermutlich das erste Mal nicht verfolgt und verurteilt gefühlt. Und konnte sich freiwillig, frei von diesem Druck und den Verurteilungen darauf einlassen, was er verursacht hat.«

Bella: »Das alles hat diese eine Frage heute ermöglicht.«

Neugier: »Wie geht es jetzt weiter?«

Bella: »Das Feld ist sozusagen eröffnet. Jetzt können neue, weitreichende Dinge geschehen oder es bleibt erst einmal beim Stillstand und den üblichen Wiederholungen. Auf jeden Fall können wir langsam mit der eigentlichen Arbeit beginnen.«

Der erste Schritt

Tom wirft vorsichtig noch einen Scheit Buchenholz in die Feuerschale, sodass nur einige Funken entstehen, die in die Luft aufsteigen. Er sieht zu Niklas. Auf dessen Gesicht tanzt ein Abbild der lodernden Flammen des kleinen Lagerfeuers, das sie in Toms Garten entzündet haben. Niklas wendet den Kopf, sieht ihn an und lächelt.

»Das sollten wir öfter machen, das ist wirklich schön … Mich entspannt es. Es tut gut, einfach mal für einen Moment im Hier und Jetzt zu sein. Du siehst nachdenklich aus …«

»Nachdenklich? Eher neugierig. Eure Therapeuten werfen interessante Fragen auf. Bist du nicht auch neugierig?«

»Neugierig? Worauf denn?«

Tom macht eine wegwerfende Geste mit einer Hand, lehnt sich in seinem Gartenstuhl zurück und guckt zum Feuer.

»Ich denke, dass ich dich irgendwie verwöhnt habe. Mir gegenüber bist du sehr bequem geworden und erwartest anscheinend, dass ich dir immerzu Antworten gebe … An Stellen, an denen es eigentlich an *dir* wäre, mir etwas zu sagen.«

Niklas möchte sofort etwas erwidern, sich verteidigen, aber da Tom stur in die Flammen guckt, schweigt er auch und macht es ihm nach.

Nach einer Weile seufzt Tom und sieht kurz in den Himmel.

»Ich finde diese Frage heftig. *Wie hat Fenja es geschafft, dich bei anderen Frauen abzugeben?* Im ersten Moment wirkt sie … unangemessen, … diese Frage … Aber je länger ich über sie nachdenke …«

Dieses Mal ist Niklas schlau genug, einfach zu warten und nichts zu sagen.

»Kannst du dich nicht mehr erinnern, wie oft du bei mir warst und dich beklagt hast? Klagen über Klagen … Fenja dies und Fenja das …« Tom lächelt und schüttelt den Kopf.

Niklas lehnt sich in seinem Stuhl leicht nach vorn und sieht ihn an.

»Du hast recht. Wenn du es nicht gerade eben gesagt hättest, könnte ich mich nicht erinnern. Es ist so, als hätte ich es vergessen, es weggedrückt.

Es stimmt, ich habe sehr viel geklagt und gelitten. Du warst der Einzige, der mir zugehört hat.« Er lehnt sich wieder zurück, streckt seine Beine von sich und lässt sich ein wenig tiefer in seinen Gartenstuhl rutschen.

Nach einer ganzen Weile richtet Tom sich auf und holt tief Luft.

»Weißt du eigentlich, warum ich dir so gut zuhören kann und eigentlich immer einen guten Rat für dich habe?«

Niklas richtet sich auch auf und sieht zu Tom. Er muss lachen.

»Ich habe sofort ein schlechtes Gewissen, wenn du das sagst.«

Tom lacht auch kurz.

»Nein, nein … Keine Sorge, ich will dir wieder mal helfen.«

»Okay, dann bring mal Licht in dieses große Mysterium.«

Tom lächelt.

»Na ja, eigentlich ist es ganz einfach. Ich mache das, was ich selbst gern bekommen würde. Und das ist eigentlich immer zuhören, sich Zeit nehmen, nachdenken und dann etwas Ehrliches sagen …«

Info: Zuhören

Ein Gespräch zwischen zwei Menschen ist vielseitig und vielschichtig. Wir sagen etwas, also senden wir Worte an unser Gegenüber. Sobald unser Gegenüber unsere Worte wahrnimmt, passieren viele Dinge gleichzeitig. Als Erstes nehmen wir das Gesagte auf eine gewisse Art und Weise in uns auf. Wir ordnen es ein und interpretieren es, oft bewerten wir es auch. Während wir das tun, tauchen bereits eigene Bilder, Gefühle, Impulse und Erfahrungen in uns auf. Oder Erinnerungen, Fantasien, Moralvorstellungen, eigene Werte und Wünsche. Aus all diesen inneren Prozessen greifen wir etwas heraus und bilden daraus eine Antwort. Diese wiederum stößt den gleichen Prozess bei unserem Gegenüber an. Gespräche können deshalb sehr dynamisch sein, weil wir sie meistens auch in einer hohen Geschwindigkeit stattfinden lassen. Das bedeutet, dass wir in sehr kurzer Zeit sehr viel austauschen können. Nehmen wir dann noch unseren Körper mit dazu, wird es immer komplexer. Durch unsere Gestik, Mimik, Körperhaltung und Atempausen reichern wir die emotionale Bedeutung des Gesagten enorm an. Diese hohe Dichte an Informationen und Gefühlen kann für uns sehr angenehm sein. Es kann aber auch das genaue Gegenteil bedeuten, weil wir innerlich zumachen, uns nicht verstanden fühlen, Angst haben oder überfordert sind. Diese Situation tritt meistens dann ein, wenn wir den Eindruck, das Gefühl bekommen, dass uns unser Gegenüber nicht richtig zuhört. Meistens bedeutet das, dass wir erleben, dass uns zu oberflächlich, schnell oder nicht passend geantwortet wird. Für gutes Zuhören müssen wir uns Zeit nehmen, vor allem innerlich. Damit wir Raum haben, das Gesagte wirklich zu hören und eine Distanz zu unserem eigenen inneren Antwort-Rauschen zu entwickeln.

»Verdammt, mein schlechtes Gewissen wird immer größer …«

»Ja, spar dir das … Ich sagte doch … Zuhören, sich Zeit nehmen, nachdenken und dann etwas Ehrliches sagen. Dein schnelles, schlechtes Gewissen passt da nicht rein.«

Beide lachen.

»Also bevor du mich fragst, was du tun sollst, ist das meine Antwort. Höre Fenja zu, nimm dir Zeit, denk nach und sage dann etwas Ehrliches.«

»Das klingt gut. Ich verstehe es sofort. Ich glaube, dass ich darin sehr schlecht bin. Sowohl dir als auch Fenja gegenüber.«

»Ja, da kann ich dir jetzt nicht wirklich widersprechen. Aber vielleicht beginnst du ja mal damit, es zu lernen und zu üben.«

Niklas lächelt, lehnt sich wieder zurück und blickt stumm in das Feuer. Nach einer Weile ergreift Tom wieder das Wort.

»Aber ich denke, dass ich noch einen Tipp habe.«

»Noch einen?«

»Ihr braucht einen Weg zwischen den Sitzungen, um miteinander zu sprechen, ohne direkt miteinander zu sprechen. Denn darin seid ihr im Moment augenscheinlich miserabel.«

Niklas schaut nachdenklich.

»Miteinander sprechen, ohne direkt miteinander zu sprechen?«

»Ich erkläre dir, wie ich es meine. Wie du weißt, bin ich Teamleiter bei uns im Unternehmen. Eigentlich wissen alle, dass sie mir immer alles sagen können, ohne dass ich sofort reagiere. Ich höre erst mal zu, denke nach, wäge ab und treffe dann eine Entscheidung oder gebe eine Antwort. Aber es gibt da jemanden im Team, der ein Thema mit mir hat. Und ich muss sagen, jetzt nach einigem Nachdenken, völlig zu Recht. Hätte mir dieser Mensch es direkt in einem persönlichen Gespräch gesagt, wäre ich emotional geworden oder hätte zugemacht, es weggewischt.«

Übung: Zuhören

Intensivere Gespräche lösen häufig sehr viel in uns aus. Es können sich eine Menge Dinge in uns melden, die unbedingt gesagt werden wollen. Das ist meistens so, weil wir in Gesprächen das, was wir hören, mit dem verbinden, was uns selbst widerfährt oder widerfahren ist. Auf den Satz: »Ich habe mir heute einen Kaffee gekocht und beim Trinken ein wenig die Zunge verbrannt.«, werden wir wahrscheinlich recht schnell antworten: »Das kenne ich, das ist mir vor kurzem auch passiert.« Wenn wir dann weiter antworten: »Ich habe mich deswegen den ganzen Tag über mich selbst geärgert.«, werden wir wahrscheinlich wiederum das Folgende als Antwort erhalten: »Ja, genau, ich ärgere mich jetzt noch, obwohl es doch nur ein kleines Missgeschick war.« Und so könnte sich das Gespräch weiterentwickeln. Warum? Weil wir wechselseitig das, was wir hören, in uns mit etwas verbinden, das wir kennen und als Antwort geben. Deshalb nennen wir Gespräche auch ›Assoziationsketten‹. Oftmals ist das für uns anregend und angenehm. Es gibt aber auch Gesprächssituationen, in denen schnelle Assoziationsketten eher nachteilig sind. Zum Beispiel, wenn es um Gefühle und bedeutsame Lebensereignisse geht. Wenn wir jemanden erzählen, dass wir uns heute heftig mit unserem Lieblingsmenschen gestritten haben und ganz durcheinander sind, möchten wir Raum haben für unsere Gefühle und da wäre es schwierig, wenn unser Gegenüber sagt: Oh ja, das ist mir erst letztes Wochenende auch passiert. Schnelle Assoziationsketten sind dann eher etwas Unangenehmes

und Oberflächliches, die in uns eher schlechte Gefühle hinterlassen. In sol-
chen Fällen ist es angemessener, wenn wir uns mehr auf das Gesagte unse-
res Gegenübers konzentrieren. Damit verringern wir automatisch unsere ei-
genen, schnellen Assoziationen und vergrößern den Raum in uns für unseren
Gesprächspartner. Wir können besser zuhören und vielleicht mehr (Ver-
ständnis-)Fragen stellen. Du kannst den Verzicht auf die eigenen Assoziatio-
nen sehr gut im Alltag üben. Über den Tag verteilt führen wir alle mehrere
bis viele Gespräche, in denen wir es ausprobieren können. Distanziere dich
innerlich ein wenig von deinen eigenen Assoziationen, halte sie zurück und
achte darauf, was mit deiner Fähigkeit zuzuhören und mehr beim anderen
zu sein geschieht.

»Um was ging es denn?«

»Da ist gerade nicht wichtig. Was denkst du, wie wäre es dieser Person gegangen, wenn ich emotional geworden wäre?«

»Liegt doch auf der Hand. Nicht gut …«

»Genau … Das eigentliche Thema ist dann vordergründig nicht wichtig,
sondern mein Umgang, meine Art, mein Timing und so weiter.«

»Ja, stimmt, kenne ich auch aus meiner Arbeit.«

»Siehst du. Also, dieser Mensch hat es aber richtig gut gemacht, indem er
es mir gesagt hat, ohne es direkt zu sagen.«

Tom macht eine Pause.

Nilas: »Nun sag schon. Ich will wissen, wie er das bewerkstelligt hat.«

Jetzt lächelt Tom über das ganze Gesicht, sagt nur ein Wort und nickt.

»E-Mail.«

Niklas guckt für einen Moment verwirrt, muss dann aber auch lächeln.

»Du hast Recht. Früher haben wir uns Briefe geschrieben, heute eben E-
Mails.«

»Genau. Ist doch genial, oder? Kein Chat, kein Telefonat, kein direktes Gespräch. Du setzt dich hin, nimmst dir Zeit, formulierst in Ruhe, wägst ab,
sagst, was du zu sagen hast und schickst es dann los. Dein Gegenüber hat

nun Zeit, sich das durchzulesen, darüber nachzudenken und erst dann zu antworten, wenn vielleicht wirklich eine Antwort da ist.«

»Du meinst, ich sollte Fenja schreiben, damit sie Zeit und Raum hat, über das nachzudenken, was ich ihr schreibe? Das macht Sinn. Ich glaube, wenn sie mir auch schreiben würde, würde mir das helfen. Im direkten Kontakt passiert zwischen uns immer so viel, aber auf diesem Weg könnte es vielmehr um das Eigentliche gehen. Zuhören, nachdenken und etwas Ehrliches sagen … Ist angekommen. Und nicht nur Fenja gegenüber, sondern auch dir.«

»Und vergiss das mit dem Zeitnehmen nicht. «

Info: Aufrichtigkeit

Wenn es zu Verletzungen in einer Beziehung kommt, ist Aufrichtigkeit eine wichtige Eigenschaft.

›Aufrichtigkeit bedeutet [...], anderen Menschen wie auch sich selbst gegenüber ehrlich zu sein, zu seinen Fehlern zu stehen und sich nicht zu verstellen.‹ (aus wikipedia.org)

Vermutlich verstehen wir alle auf Anhieb diese Definition, dennoch wird es uns allen unterschiedlich schwerfallen, diese auch umzusetzen. Warum ist das so? Vermutlich, weil wir alle im Verlauf unseres Lebens lernen, dass Aufrichtigkeit andere Menschen verletzen und für uns zu negativen Konsequenzen führen kann. Unabhängig davon, ob wir es in unserem Elternhaus, in der Schule, im Privatleben oder im Beruf erleben, haben wir alle einen großen Vorrat an Erfahrungen und Erinnerungen daran, was passiert, wenn wir aufrichtig, ehrlich sind. Aufrichtigkeit kann zu Bestrafungen, Abkehr und Degradierung führen. Deshalb fällt es uns oft so leicht, Ausreden und Entschuldigungen parat zu haben. Nicht weil wir unaufrichtig sind, sondern weil wir Angst vor negativen Konsequenzen haben und uns oder unser Gegenüber schützen möchten. In instabilen Beziehungssituationen kann es uns dann umso schwerer fallen, aufrichtig zu sein, da wir die Idee haben, dass dadurch nur noch mehr unüberwindbare Verletzungen entstehen, die vielleicht das

Ende bedeuten. Andererseits ist es oft der einzige Weg, eine Beziehung wiederzubeleben und eine neue Basis zu erschaffen. Aufrichtigkeit kann ein wichtiger Schlüssel für den (Wieder-) Aufbau von Vertrauen sein. Allerdings nur, wenn wir diese mit unserem Einfühlungsvermögen verbinden.

Übung: Aufrichtigkeit

Bevor wir dazu übergehen, anderen gegenüber aufrichtig zu sein, müssen wir zuerst üben, es uns selbst gegenüber zu sein. Aber Achtung: Das kann für uns selbst schmerzhaft sein, denn wir entdecken oftmals, dass wir nicht die Person sind, für die wir uns selbst gern halten (wollen). Zu lernen, uns selbst gegenüber aufrichtig zu sein, bedeutet nicht, dass wir uns übermäßig kritisieren, runtermachen oder entwerten. Vielmehr geht es darum, dass wir ein wenig in unsere Lebensgeschichte eintauchen und auf Entdeckungsreise gehen. Wir alle können uns im Nachhinein an Momente und Situationen erinnern, in denen wir spüren, dass wir zu uns selbst nicht ganz ehrlich waren. Vielleicht wären wir auch gern einer bestimmten Person gegenüber aufrichtiger gewesen – konnten es aber nicht, weil wir Angst hatten oder uns der Mut gefehlt hat. Vielleicht waren wir in einer sozialen Situation nicht aufrichtig, als es um jemand anderen ging. Vielleicht hätten wir auch für jemanden eintreten oder eine Meinung vertreten können. An dieser Stelle geht es nur darum, im Nachhinein ein Gespür für unsere eigene Aufrichtigkeit zu bekommen. Ein Bewusstsein dafür zu entwickeln, dass es Situationen gibt, in denen wir ehrlicher hätten sein können. So vorbereitet können wir uns dann unseren Beziehungen widmen. An welcher Stelle unseres Lebens könnten wir aufrichtiger sein – erst einmal unabhängig davon, ob es um unseren Beruf, Freundschaften oder eine Liebesbeziehung geht. Und falls es um Verletzungen geht, die wir unserer Partnerin oder unserem Partner zugefügt haben, ist die Frage: Was steckt wirklich dahinter, warum tun wir, was wir tun? Nicht als Reaktion auf etwas, das unser Gegenüber tut oder nicht tut, sondern als etwas, das aus uns kommt – ganz ehrlich.

Ein neuer Weg

E-Mail von Niklas

Betreff: Vorschlag

Liebe Fenja,

ich habe mich vor kurzem mit Tom unterhalten, der eine gute Idee angesprochen hat. Was hältst du davon, wenn wir uns E-Mails schreiben, anstatt zu telefonieren oder zu chatten? Ich habe viel über die letzte Sitzung nachgedacht und es gibt Dinge, die ich dir gern sagen würde. Ich habe Angst davor, dass wir bei einem Telefonat eher in unsere alten Rollen fallen, anstatt wirklich über das zu sprechen, was wir gern sagen möchten. Wenn wir uns schreiben, können wir uns auf das konzentrieren, was wir sagen möchten. Und haben die Chance, das Ganze in Ruhe zu überdenken und zu verarbeiten. Ohne dass wir sofort reagieren und etwas dazu sagen. Natürlich können wir weiterhin telefonieren oder chatten – aber ich für meinen Teil würde dir gerne schreiben, wenn ich etwas Wichtiges herausfinde oder dir etwas sagen möchte. Was denkst du?

Liebe Grüße, Niklas

E-Mail von Fenja

Betreff: Einverstanden

Hi Niklas,

ich finde die Idee gut. Ich merke selbst, dass es mir schwerfällt, bei einer Sache zu bleiben und nicht einfach immer nur wütend zu sein. Mir ist wichtig, dir zu sagen, dass du nicht erwarten kannst, dass ich antworte. Ich weiß nach wie vor nicht, wo wir stehen und ob ich unsere Beziehung fortsetzen möchte. Also gehe bitte nicht davon aus, dass ich auf deine Nachrichten reagiere. Aber für mich gilt es auch andersherum. Ich erwarte nicht, dass du mir antwortest, wenn ich dir etwas schreibe. Vielleicht möchte ich nur etwas loswerden, ohne dass ich eine Antwort brauche.

Gruß, Fenja

E-Mail von Niklas
Betreff: Zukunft
Hallo Fenja,

ich habe mich an etwas erinnert, was die beiden in der letzten Sitzung gesagt haben. Nämlich, dass unserer jetzigen Situation etwas vorausging. Darüber habe ich nachgedacht und bemerkt, dass ich schon länger in unserer Beziehung gelitten habe und sehr unglücklich war. Mir ist bewusst geworden, dass ich das nicht mehr möchte. Das bedeutet, dass ich unsere Beziehung auch nicht einfach weiter automatisch fortsetzen möchte. Augenscheinlich habe ich so gelitten, war ich so verzweifelt, dass ich fremdgegangen bin. Ich weiß, das ist keine Entschuldigung. Vielleicht ist es nicht mal eine Begründung, aber so möchte ich mich nicht mehr in unserer Beziehung fühlen. Natürlich bist du gekränkt und verletzt. Aber ich spüre, dass ich es auch bin. Und das schon sehr lange.
Niklas

Info: Zeitversetzte Kommunikation

In angespannten Beziehungssituationen kann es schnell sehr ›heiß‹ werden. Dadurch gibt es wenig Raum für gute Fragen und Antworten. Wir neigen zu den immer gleichen Wiederholungen in der Hoffnung, dass doch etwas Neues dabei herauskommt – was es meistens nicht tut. In dieser Situation hat sich bewährt, das Beziehungsgespräch zu verlangsamen, das immer gleiche Hin und Her zu unterbrechen. Eine Möglichkeit ist die zeitversetzte Kommunikation. Das bedeutet, sich Zeit und Raum zu lassen, Dinge zu formulieren. Und auch Zeit und Raum, sich mit dem Gesagten zu beschäftigen, ohne dem schnellen, direkten Beziehungsgeschehen ausgeliefert zu sein. Das bedeutet: keine Text- und/oder Sprachnachrichten, sondern eine geschriebene Nachricht in Form einer E-Mail oder eines altmodischen Briefs. Beim Schreiben oder Lesen einer solchen Nachricht können wir immer wieder innehalten, nachdenken, in uns hineinspüren und in unserem eigenen, meistens langsameren Tempo voranschreiten.

Paartherapie: Ein neues Licht

Chrisch: »Erzählt mal. Wie geht es euch, was ist in der Zwischenzeit passiert?«

Niklas: »Mir geht es unterschiedlich. Es gibt Tage, an denen ich mich stabil und zuversichtlich fühle. Und dann gibt es Tage, an denen ich einfach unglücklich und traurig bin. Ich hatte ein gutes Gespräch mit meinem Freund Tom, der mir den Tipp gegeben hat, dass Fenja und ich uns E-Mails schreiben, wenn wir uns etwas sagen wollen. Und damit haben wir auch angefangen.«

Bella und Chrisch sehen sich kurz an, lächeln und nicken.

Chrisch: »Hm … Das ist ein sehr guter Vorschlag.«

Bella: »Fenja, wie geht es dir?«

Fenja sieht auf und schaut Bella an.

»Ich weiß es nicht. Es gibt Tage, an denen ich mit Yvonne, das ist meine Geschäftspartnerin, viel arbeite. Dann geht es mir gut, dann ist meine Situation mit Niklas nicht da und ich fühle mich normal. An anderen Tagen fühle ich mich schrecklich einsam und traurig. Dann vermisse ich Niklas und unsere Vergangenheit. Und dann gibt es auch noch diese Tage, an denen ich so wütend bin, dass ich die Beziehung beenden möchte. An denen es sich so anfühlt, als könnte ich das alles nicht noch einen einzigen Tag aushalten.«

Alle schweigen einen Moment.

Niklas sieht zu Chrisch und nickt. Dieser legt den Kopf schräg und macht einen fragenden Gesichtsausdruck.

»Ich habe viel nachgedacht und möchte gern davon erzählen «

»Okay Niklas, wir hören dir zu.«

»Ich habe mich daran erinnert, dass ihr gesagt habt, dass einer Affäre meistens etwas vorausgeht. Ich habe mich erinnert, dass es mir lange Zeit wirklich nicht gut ging in unserer Beziehung. Ich habe viel gelitten und spüre, dass ich unsere Beziehung so auch nicht fortsetzen möchte.«

Fenja: »Ich finde gut, dass du es so formulierst. Natürlich finde ich nicht gut, dass du gelitten hast. Aber jetzt fühlt es sich so an, dass wir uns beide unsere Beziehung anschauen und uns fragen, ob und wie es weitergehen kann.«

»Ich möchte noch mehr erzählen. Also, wir haben uns vor sieben Jahren kennengelernt. Wir haben uns schnell verliebt und sind auch schnell zusammengezogen. Damals war alles ganz anders. Wir waren nett zueinander, haben viel gelacht und uns gegenseitig unterstützt. Wir waren mitten in unserem Studium und irgendwie haben wir alles zusammen gemacht. Studieren, leben, vorankommen … In meiner Erinnerung waren wir wie eine Einheit. Es war egal, ob es um unsere Familie, Freunde oder Kommilitonen ging. Am Ende haben *wir* alles besprochen und ausgewertet und dazu unser gemeinsames Ding gemacht. Wenn einer von uns Lust auf Sex hatte, hatten wir ihn einfach. Wenn Prüfungen anstanden, haben wir die Nächte durchgelernt und uns geholfen. Wenn wir Hunger hatten, haben wir einfach gekocht. Es war, wie soll ich sagen … Ursprünglich, genau so war es, ursprünglich.«
Fenja seufzt, sieht an die Decke und schüttelt den Kopf.
Bella: »Was bedeutet dein Kopfschütteln, Fenja?«
»Also …«
Niklas: »Entschuldigung, ich bin noch nicht fertig.«
Bella sieht zu Niklas.
»Du hast Recht, entschuldige, erzähl bitte weiter.«
»Irgendwie hat das aufgehört. Nicht plötzlich von heute auf morgen, sondern schleichend. Wir sind in unsere Berufe gegangen, Fenja hat sich selbstständig gemacht, ich habe in der Schule angefangen … Und ab irgendeinem Zeitpunkt waren wir keine Einheit mehr. Das fehlt mir so sehr …«
Niklas sieht auf einmal sehr traurig aus.
Chrisch: »Das ist noch nicht alles, oder? Das ist erst die halbe Geschichte?«
Fenja sieht fragend zu Niklas.

Bella: »Das war schon sehr viel und sehr interessant. Niklas, was meinst du, sollen wir dem Ganzen ein Bild geben?«

»Ein Bild? Wie meinst du das?«

»Es ist bedeutsam, was du erzählt hast. Es hat doch mit eurer Situation jetzt zu tun, oder?«

»Ich denke schon, ja.«

Bella steht auf und geht zu einem Regal, in dem sich Bücher und verschiedene Arbeitsmaterialien befinden. Sie nimmt ein größeres Holzbrett und eine Holzschachtel heraus und geht damit zurück zu ihrem Sessel. Sie legt das Holzbrett auf einen kleinen Tisch, der zwischen dem Sofa und den Sesseln steht. Sie öffnet die Schachtel und sieht Niklas an.

»So, Niklas, hier in dieser Schachtel sind einfach unterschiedliche Holzfiguren. Wähle bitte zwei aus, die für Fenja und dich stehen.«

Niklas lehnt sich nach vorn, sieht neugierig in die Schachtel und richtet sich dann lächelnd wieder auf.

»Nichts für ungut Leute, ich bin voll dabei, aber das ist jetzt so ein Pädagogik-Ding, oder?!«

Alle lachen. Als alle wieder ruhiger werden, nimmt er die Schachtel und schüttet den Inhalt komplett auf das Holzbrett.

Er nimmt zwei der größten Figuren, schiebt den Rest an die Seite und stellt die beiden ganz nah beieinander in die Mitte des Bretts.

Chrisch lehnt sich vor und sieht die beiden Figuren an.

»Das sind Fenja und du?«

»Genau, das sind wir, wie ich es gerade erzählt habe.«

»Gut. Und der Rest?«

Niklas guckt verwirrt.

»Welcher Rest?«

»Na ja, euer Leben, das Studium, eure Familien und Freunde, wo sind die in diesem Bild?«

Niklas lächelt, nimmt einige Figuren und platziert sie am Rand des Bretts.

»Alles andere war gefühlt nicht im Zentrum, alles hat sich am Rand abgespielt. Also, natürlich, das Studium war schon im Zentrum unseres Lebens, aber eben auch nicht. In der Mitte, da waren nur wir, ganz nah.«
Chrisch: »Wenn dieses Bild einen Namen hätte, wie wäre dieser?«
»Ganz einfach: ›Fenja und Niklas zusammen und der ganze Rest‹. Wobei der Rest schon wichtig, aber gleichzeitig auch unbedeutend ist.«
»Wann hat es aufgehört, so zu sein?«
»Ich glaube nach unserem Studium. Da hat sich viel verändert. Versteht mich nicht falsch. Ich weiß, dass das eine besondere Zeit war. Ich weiß, dass es wichtig ist zu arbeiten, sich zu entwickeln. Aber innerlich, vom Gefühl,« er zeigt mit einer Hand auf das Brett, »ist es nicht mehr da.«
Bella sieht Niklas an.
»Wie ist es jetzt? Wie sieht das Ganze heute aus?«
Niklas sieht einige Zeit auf das Brett und denkt nach. Er nimmt die beiden Figuren aus der Mitte und platziert sie am Rand in den Ecken, sich jeweils gegenüberstehend. Dann nimmt er die Figuren vom Rand und stellt sie in die Mitte.
»Ich würde sagen, jetzt ist es genau andersherum. Alles andere ist im Zentrum und wir stehen uns in unseren Ecken gegenüber.«
Bella nimmt zwei Figuren in die Hand.
»Und na ja, es ist ja noch etwas dazugekommen, oder?«
Fenja, die die ganze Zeit sehr still war, meldet sich.
»Die Affären, oder?«
»Ja, genau. Wo würdest du die platzieren in diesem Bild?«
Fenja stellt die Figuren vor Niklas und lehnt sich zurück.
Niklas bekommt einen traurigen Gesichtsausdruck.
»Ich will nicht, dass die auf dem Brett stehen, es fühlt sich nicht richtig an. Das gehört nicht dazu …« Er seufzt.
»Aber es ist passiert …«, wirft Bella ein.
Niklas seufzt, nickt zustimmend und stellt die Figuren vor sich an den Rand.
Chrisch: »Das ist interessant.«

Niklas: »Ja? Wieso?«

»Na ja, eigentlich sind Affären erfahrungsgemäß etwas Großes, Aufregendes. Ich hätte gedacht, dass du sie eher in die Mitte stellst. Vielleicht als Ersatz für das, was euch verloren gegangen ist, was dir jetzt fehlt.«

Niklas: »Das klingt vielleicht merkwürdig, aber das war es nie. Für mich sind Fenja und ich immer an erster Stelle. Ich wollte nie etwas anderes«, er sieht Fenja an, »nie jemand anderes als uns oder etwas ersetzen, zumindest von meinem Gefühl her.«

Fenja: »Aber warum hast du es dann getan? Ich verstehe das nicht. Warum hast du mir das angetan?«

Bella: »Ich glaube, Fenja, da sind wir noch nicht. Das, was wir gerade sehen, ist nur ein Teil der Antwort. Das ist noch nicht alles. Im Moment ist das eine Einleitung. Meistens geht es noch um etwas anderes, das mit euch zu tun hat und das ist noch nicht sichtbar, noch nicht benannt oder erzählt.«

Info: Spontane Wahrnehmung vs. Ideen

Es ist uns meistens nicht bewusst, aber allem, was wir erleben, geben wir eine Bedeutung. Gerade in Beziehungen passiert das sehr schnell. Wir sind in einer Situation, gehen miteinander um und ›wissen‹ spontan, worum es eigentlich geht. In Bruchteilen von Sekunden interpretieren wir das Verhalten oder das Gesagte unseres Gegenübers und wissen sicher, wie etwas gemeint ist oder was der eigentliche (Hinter-)Grund ist. Für uns geschieht etwas im Außen (Handlungen, Worte), zu dem wir augenblicklich etwas fühlen. Das, was wir fühlen und erleben, interpretieren wir direkt. So wird aus unserer spontanen Wahrnehmung meistens direkt eine Wahrheit, eine Gewissheit. Meistens beziehen wir diese Wahrheit auf uns. So kann aus einem Satz, einem Blick oder auch nur aus einem Wort, das auf eine bestimmte Art und Weise gesagt wird, eine an uns gerichtete Botschaft werden, die wir hören – und auf die wir uns dann beziehen. In angespannten Beziehungssituationen kann dieser Mechanismus vorhandene Schwierigkeiten erheblich verstärken. Wir können das, was wir erleben aber auch anders interpretieren. Wir können verschiedene Ideen entwickeln, was das Verhalten und das Gesagte unseres Gegenübers bedeuten könnten. Dafür brauchen wir Zeit und Abstand. Wir alle kennen den Ausspruch ›In der Hitze des Gefechts‹. In Beziehungen kann diese Hitze sehr schnell entstehen. Wenn wir also in einer schwierigen Beziehungssituation sind, ist es sehr sinnvoll, Zusammenhänge ›kalt‹, mit einigem Abstand zu betrachten. Dann sind wir in der Lage, das Geschehene aus unterschiedlichen Blickwinkeln zu betrachten, unterschiedliche Ideen zu entwickeln.

Chrisch: »Wie geht es dir mit dem Bild, Niklas?«

»Traurig … Ich bin einfach traurig. Aber es tut auch gut, es einfach mal zu erzählen. Ich spüre, dass es ein großer Unterschied ist. Das, wie es mal war, ist nicht mehr das, was es jetzt ist.«

Bella: »Wie würde denn dieses Bild heißen?«

»Hm … ›Fenja und Niklas fast getrennt?‹ Und der Rest … Ich weiß es nicht.«

Chrisch: »Wie geht es dir, Fenja? was empfindest du?«

Fenja steht auf, geht an eines der Fenster und blickt in den Himmel.

»Ich bin durcheinander. Es ist alles vermischt. Als Niklas angefangen hat, war ich genervt. Er hat mir so oft gesagt, dass er sich den Anfang zurückwünscht. Und immer so an mich gewandt, als könnte ich das wieder herbeizaubern. Aber hey, das Leben geht weiter, oder? Wir müssen alle arbeiten, älter werden, uns dem Leben stellen. Ich weiß nicht, wo diese anfängliche Leichtigkeit wieder herkommen soll. Als ihr das mit dem Brett gemacht habt, habe ich Sehnsucht bekommen. Als Niklas die Holzfiguren aufgestellt hat, habe ich uns gesehen und gespürt, dass ich dahin zurück möchte. Als dann die Affären auf das Brett kamen, bin ich sofort traurig und wütend geworden. Und mittlerweile bin ich von mir selbst genervt, dass immer sofort nur Wut, Trauer und Vorwürfe da sind. Also, wie es mir geht? Ich weiß es nicht.«

Sie lässt die Schultern hängen und dreht sich um. Sie hat Tränen in den Augen und sieht alle abwechselnd an.

»Wisst ihr es?«

Chrisch: »Ich bin gerade erst einmal ziemlich beeindruckt von euch beiden heute. Ihr seid sehr ehrlich und direkt. Ich persönlich schätze das sehr. Es ist das, was wir hier brauchen, um voranzukommen. Und es ist meistens sehr anstrengend.«

Bella: »Fenja, du hast gerade sehr gut beschrieben, wie es dir geht. Da ist Schmerz, Sehnsucht, Wut, Trauer, Unverständnis und das alles abwechselnd. Jeder Mensch wäre da verwirrt und überfordert. Vielleicht beschreibt es das, wie es dir geht? Bist du überfordert?«

Fenja lächelt traurig.

»Ja. Ich spüre all das und bin überfordert.«

»Wie geht es dir mit den beiden Bildern, die Niklas aufgestellt hat und die du um die Affären ergänzt hast. Entspricht es in etwa auch deinen inneren Bildern?«

»Im Grunde schon. Nur beim zweiten würde ich vor mir noch eine Mauer bauen. Die ist mein Schutz und auch meine Überforderung.«

Chrisch: »Bei dem Bedürfnis nach Schutz und dem Gefühl der Überforderung ist eigentlich immer das Beste, alles zu verlangsamen und den Druck rauszunehmen.«

Niklas: »Wie meinst du das?«

»Ich meine damit, dass ihr euch Zeit geben solltet. Wenn ihr euch erinnert, ist das ein Teil eures Rahmens hier. Ihr müsst nichts entscheiden oder irgendwie erschaffen. Bleibt bei euren Gedanken und Gefühlen und setzt euch damit nicht unter Druck. Versucht, es euch in euren jeweiligen Leben bequem zu machen. Sorgt für Ausgleich, Entspannung, Ablenkung, gutes Essen und genug Schlaf.«

Bella: »Es bedeutet, die Situation, wie sie jetzt ist, hinzunehmen, sie zu akzeptieren. Auch wenn es euch schwerfällt und ihr immer wieder versuchen werdet, die Kontrolle über euren Schmerz zu erlangen, damit es euch wieder besser geht.«

Chrisch: »Denkt bitte daran, dass ihr euch jederzeit melden könnt, wenn etwas ist, es euch nicht gut geht.«

Interview

Neugier: »Das mit dem Holzbrett müsst ihr mir erklären. Diese Methode kenne ich nicht. Zuerst etwas seltsam und dann ziemlich gut.«

Bella: »Das Systembrett ist ein Arbeitsmaterial aus der systemischen Arbeit. Es hilft, eine Situation, die ja erstmal nur innerlich oder sprachlich da ist, in eine äußere Form zu bringen.«

Chrisch: »Wir sagen dazu auch externalisieren. Also etwas, das in uns vorhanden ist, nach außen zu bringen, es physisch zu machen.«

Neugier: »Mir hat es geholfen zu verstehen, wie es Niklas geht. Also natürlich hat er es auch erzählt, aber es zu sehen, es anhand der Figuren nachzuvollziehen, hat es verdeutlicht.«

Bella: »Ja, das ist das Schöne am Systembrett. Mit dem Aufstellen der Figuren können wir zeigen, wie nah oder fern uns etwas ist. Aber auch Hindernisse, Grenzen und wie sich andere Elemente unseres Lebens verhalten, können wir auf dem Brett darstellen.«

Chrisch: »Fenja hat den Bildern von Niklas überwiegend zugestimmt. Für sie war noch wichtig, das zweite Bild um die Affären von Niklas und ihrer Schutzmauer zu ergänzen.«

Neugier: »Ansonsten hat mir heute gefallen, dass Niklas etwas Neues erzählt hat und es nicht um ihren Streit ging. Denkt ihr, dass die Veränderungen etwas mit den Affären zu tun haben?«

Chrisch: »Bestimmt ist es ein Teil. Oft gibt es nicht den einen Grund, die eine Situation, sondern es ist meistens ein schleichender Prozess.«

Neugier: »Bella, du hast so etwas in der Art in der Sitzung auch zu Fenja gesagt. Dass ihr noch nicht da seid und noch etwas kommt.«

Bella: »Natürlich stellt sich Fenja in dieser Situation immer wieder die Frage, warum Niklas das getan hat. Was Niklas heute erzählt hat, deutet auch an, um was es wahrscheinlich gehen wird. Aber das ist nur ein Baustein von vielen.«

Neugier: »Wenn ich euch so zuhöre, habe ich das Gefühl, dass ihr schon wisst, um was es geht …«

Chrisch lächelt.

»Das sollten wir auch als Therapeuten, oder?«

Neugier: »Ich wollte eher sagen, dass ich finde, dass ihr viel andeutet und das macht schon den Eindruck, als wüsstet ihr, um was es eigentlich geht.«

Chrisch: »Wir haben eine Ahnung, aber wissen können wir es nicht, da brauchen wir schon die ganze Geschichte von Fenja und Niklas. Wir dürfen uns nicht zu schnell festlegen, weil sonst die Gefahr besteht, den Prozess zu stark in eine Richtung zu lenken.«

Bella: »Kannst du dich an das Beispiel mit dem Bild aus einem unserer Gespräche erinnern? Sinngemäß bieten wir den Rahmen und die Leinwand, aber die Farbe kommt durch das Paar ins Spiel. In diesem Fall ist jetzt schon Farbe da, aber es braucht noch einiges mehr, um das Bild entstehen zu lassen.«

Neugier: »Verstehe. Ich habe heute bemerkt, wie schnell es gehen kann, parteiisch zu werden, sich für eine Person zu entscheiden. Also, ich könnte sagen, Fenja ist das Opfer, wie kann Niklas nur. Ich könnte aber auch sagen, der arme Niklas hat sich überhaupt nicht mehr geliebt gefühlt, eigentlich ist er das Opfer. Wie macht ihr das?«

Bella lächelt.

»Wir tun es einfach nicht.«

Chrisch: »Ich finde bei dieser Arbeit, also therapeutischen Prozessen, nichts langweiliger als Bewertungen und Urteile. Wären wir parteiisch, könnten wir nichts mehr herausfinden, wir würden praktisch dich vor die Tür setzen. Neben all unserem Verständnis und Mitgefühl sind wir vor allem daran interessiert herauszufinden, was wirklich los ist.«

Neugier: »Also dann mal Hand aufs Herz. Euch passiert es wirklich nie?«

Bella: »Nein, nie bestimmt nicht. Aber wir bemerken es in uns und können damit umgehen. Meistens passiert es, wenn Klienten Ähnlichkeiten zu unserer eigenen Lebensgeschichte haben. Es zu bemerken ist das Wichtige. Darin sind wir mittlerweile sehr geübt. Und glücklicherweise haben wir den Austausch zwischen uns und das hilft uns sehr beim Reflektieren eigener innerer Prozesse.«

Funkstille

Yvonne und Fenja sitzen nach einem langen und produktiven Arbeitstag noch zusammen im Büro. Es gibt bestellte Pizza und eine angebrochene Flasche Wein. Sie haben es sich auf der alten Ledercouch gemütlich gemacht, die vor dem großen Fenster mit Blick auf ein Einkaufszentrum und einen kleinen Park steht.

Yvonne: »So, Fenja, ich habe jetzt lange nichts gesagt oder dich gefragt, aber ich möchte wirklich gern wissen, wie es dir geht.«

Fenja lacht.

»Das weiß ich nicht, deswegen arbeite ich doch so viel!«

Yvonne lacht auch.

»Das ist charmant und lustig, aber keine Antwort. Wie läuft es denn mit diesen Therapeuten?«

»Ich würde sagen erstaunlich gut. Ohne die beiden hätten wir uns vielleicht schon getrennt. Vielleicht tun wir es auch noch, wer weiß das schon.«

»Wie läuft das denn eigentlich ab?«

»Unterschiedlich. Die beiden sind gute Zuhörer. Sie sind neutral, ich denke auch sehr mitfühlend und ab und zu hauen sie einen raus, dass einem die Luft wegbleibt.«

Yvonne guckt erschrocken.

»Erzähl.«

»Ach, so ziemlich zu Beginn hat Bella mir gleich mal die Frage gestellt, wie ich es geschafft habe, Niklas bei einer anderen Frau abzugeben.«

Yvonne macht große Augen und legt leicht eine Hand auf Fenjas Schulter.

»Hui, ganz schön provokativ, oder?«

»Ja, ich bin auch erst mal aus der Praxis gerannt, weil mir das zu viel war.«

»Was sollte das denn?«

»Ihr ging es darum, mir vor Augen zu führen, dass ich nicht einfach nur das Opfer bin, sondern, wie hat sie es gesagt? Genau … Um mir zu verdeutlichen, dass ich einen Anteil an der Situation habe und nicht alles nur Niklas Schuld ist.«

»Eine ziemlich heftige Art …«

»Ja, aber je mehr Zeit vergeht, desto besser kann ich verstehen, worum es ging und bin damit sehr einverstanden. Ich bin ihr sogar dankbar dafür. Hätte sie es nicht gesagt, würde ich jetzt immer noch wie eine Furie schimpfen und glauben, dass alles Niklas Schuld ist. In der letzten Sitzung hat Niklas aus seiner Sicht erzählt, wie sich unsere Beziehung verändert hat. Darüber denke ich viel nach.«

»Und? Wie sind deine Gefühle?«

»Die sind ganz unterschiedlich. Im Moment ist bei uns seit der letzten Sitzung totale Funkstille, das tut mir gut. Es gibt Tage, an denen ich traurig bin. Dann wieder Tage wie heute, da fühle ich nichts in seine Richtung. Und es gibt Tage, an denen ich wütend oder zuversichtlich bin. Also von allem etwas und im ständigen Wechsel. Das kostet echt Kraft.«

Yvonne sieht nachdenklich aus.

»Was ist los?«

Yvonne sieht ihr direkt in die Augen.

»Ich finde dich echt stark. Das meine ich ernst. Ich wüsste nicht, wie es mir in so einer Situation gehen würde. Geschweige denn wie ich damit umgehen sollte.«

»Siehst du doch. Mit der besten Freundin und Geschäftspartnerin abhängen, Pizza essen und Wein trinken.«

Yvonne dreht sich zu Fenja, lächelt und öffnet die Arme.

»Drückerchen?«

»Aber klar.«

Beide umarmen sich einen Moment und lehnen sich zurück.

Yvonne: »Themenwechsel?«

Fenja: »Sehr gern.«

Niklas denkt nach

Wie mittlerweile fast jeden Abend verlässt Niklas gegen 19 Uhr die Wohnung, um zu seinem langen Spaziergang aufzubrechen. Seit einiger Zeit geht er für mehrere Stunden spazieren, um in Ruhe nachdenken zu können. Die Bewegung hilft ihm, eine gewisse Ordnung in seine Gedanken und Gefühle zu bringen. Manchmal denkt er über die Vergangenheit nach oder formuliert innerlich eine Nachricht an Fenja. Heute hat er sich vorgenommen, noch einmal über den Verlauf, die gemeinsame Vergangenheit ihrer Beziehung nachzudenken. Nach einer guten halben Stunde bemerkt er, dass jemand mit ein wenig Abstand neben ihm geht und ihn anlächelt. Niklas bleibt stehen, dreht sich leicht und macht vor Schreck einen kleinen Sprung nach hinten.

»Nur ruhig, ich bins, dein Tom!«

»Alter, hast du mich erschreckt! Wie lange läufst du schon neben mir her?«

»Nicht lang, ein paar Minuten vielleicht. Ich wollte dich nicht unterbrechen. Du sahst so aus, als wärst du ziemlich in Gedanken.«

»Ja, das stimmt. Aber wie kommt es, dass du hier neben mir läufst. Stalkst du mich?«

Tom muss lächeln.

»Na, was denkst du denn? Nein, natürlich nicht. Ich war gerade ein paar Sachen erledigen und dachte mir, dass ich zurück nach Hause hier entlang gehe. Ist ein kleiner Umweg, aber eine schöne Strecke. Und dann habe ich dich vor ein paar Minuten nur ein paar Schritte vor mir entdeckt.«

»Gehen wir ein Stück zusammen?«

»Gern, aber nicht, dass ich dich von etwas ablenke.«

»Nein, tust du nicht. Ich habe über die letzte Sitzung nachgedacht.«

»Um was ging es denn?«

»Ich habe erzählt, wie sich unsere Beziehung verändert hat, seitdem wir unsere Jobs angefangen haben. Und jetzt eben habe ich weiter darüber nachgedacht.«

»Magst du erzählen?«

»Na ja, heute ist mir bewusst geworden, wie lange es mir schon nicht gut ging. Und dass ich immer irgendwie auf Fenja gewartet habe. Dass sie nach Hause kommt, dass wir etwas zusammen unternehmen, Sex haben oder einfach nur auf der Couch liegen.«

»Das klingt so, als hättest du Fenja mittendrin verloren.«

»Ja, und ich denke, dass ich sie an die Arbeit verloren habe. Ich habe irgendwann abends immer nur noch auf sie gewartet. Um dann meistens spät eine Nachricht zu bekommen, dass sie in der Wohnung vom Büro schläft.«

»Hm, deprimierend, oder?«

»Irgendwann habe ich richtig angefangen zu betteln, dass sie Zeit mit mir verbringt. Sie hat immer nur abgewunken und gemeint, dass es Zeit wäre, erwachsen zu werden.«

»Das tut weh. Denkst du, dass dich das für die Affären anfällig gemacht hat?«

»Ich denke schon. Ich hatte einfach Lust auf Nähe und Kontakt. Und irgendwann hatte ich keine Lust, vielleicht auch keine Kraft mehr, darauf zu verzichten.«

»Hast du das Fenja damals gesagt?«

»Wann denn, sie war ja nie da.«

Niklas lächelt gequält.

»Okay, du weißt aber schon, dass es eher daran lag, dass du nicht den Mut dazu hattest, oder? Ich biege jetzt hier ab. Danke für deine Offenheit. Und es tut mir leid. Vielleicht hast du ja jetzt den Mut, dass in eurer nächsten Sitzung anzusprechen.«

»Ja, auf jeden Fall, das muss auf den Tisch, sonst schaffen wir es nicht. Bis demnächst?«

»Auf jeden Fall. Wir schauen einfach gegenseitig und melden uns dann?«

»Perfekt!«

Paartherapie: Der Elefant ist zu Besuch

Bella: »Wie geht es euch? Wir waren eure letzten zwei Wochen?«

Fenja: »Gut, ich habe viel gearbeitet. Das lenkt mich immer ab. Und ansonsten hatten wir keinen Kontakt in der Zeit. Das hat gut getan. Es waren die ersten Tage, an denen ich nicht wie im Dauerfeuer über alles nachgedacht habe.«

Chrisch: »Und bei dir Niklas?«

»Ich habe nach der letzten Sitzung wieder viel nachgedacht. Und ich möchte heute einige wichtige Punkte erzählen, auf die ich gekommen bin.«

Fenja: »Ja, aber wie geht es dir?«

»Ich bin oft traurig und nachdenklich. Die Arbeit läuft einfach und ansonsten bin ich viel allein und denke nach.«

Bella: »Okay, Niklas, was hast du denn mitgebracht, was möchtest du besprechen?«

»Nach der letzten Sitzung bin ich noch mal in unsere Vergangenheit abgetaucht. Da ist mir bewusst geworden, dass sich sehr viel verändert hat, als wir in unsere jeweiligen Berufe gegangen sind. Mir ist klar geworden, dass ich sehr lange und oft auf Fenja gewartet habe. Und das meine ich ganz praktisch. Es war einfach keine Zeit mehr für uns.« Niklas wendet sich an Fenja.

»Irgendwann habe ich abends nur noch auf dich gewartet. Um dann eine Nachricht zu bekommen, dass du im Büro schläfst. Ich habe manchmal sogar richtig gebettelt, dass wir etwas unternehmen, Sex haben oder kuscheln oder einfach nur zusammen auf der Couch liegen.«

»Ja, Niklas, ich weiß und ich habe dir immer gesagt, dass es Zeit wird, erwachsen zu werden. Da gebt ihr mir doch recht, oder?«

Fenja sieht abwechselnd zu Bella und Chrisch, die keine Regung zeigen.

Bella: »Ich weiß, Fenja, es ist wahrscheinlich schwer, nur zuzuhören. Aber ich möchte, dass Niklas erst einmal erzählen kann, was ihm auf der Seele liegt.«

Fenja atmet durch und lehnt sich wieder zurück in ihren Sessel. Sie schlägt ihre Beine übereinander und beginnt mit dem rechten Fuß zu wippen.

Niklas holt Luft und setzt wieder an.

»Es geht sogar noch besser. Ich habe dir mal gesagt, dass ich dich vermisse und gefragt, ob wir einfach nur kuscheln können. Weißt du, was du gemacht hast? Du hast verächtlich gelacht und einfach nur abgewunken.«

Chrisch: »Wie hat sich das angefühlt, Niklas?«

»Erniedrigend. Einfach nur erniedrigend. Ich kam mir lächerlich vor, so als hätte ich etwas Dämliches oder Kindisches gesagt.«

Chrisch: »Denkst du das jetzt auch noch?«

»Nein, jetzt bin ich stolz darauf, weil ich spüren kann, dass es in Ordnung war oder ist. Ich fühlte mich hängen oder allein gelassen. Und deine Reaktion war eigentlich immer nur Ignoranz, dich lustig machen oder deine bescheuerten Vorträge über das Erwachsenwerden. Mein Bedürfnis nach dir, nach Nähe, Kontakt oder Zeit ist nichts, wofür ich mich schämen müsste!«

Niklas atmet laut aus, verschränkt die Arme vor der Brust und lehnt sich zurück.

Fenja verschränkt ebenfalls ihre Arme und wippt noch etwas heftiger mit ihrem Fuß. Man sieht ihr an, dass es sehr schwer für sie ist, sich nicht einzubringen.

»Darf ich jetzt etwas sagen?«

Bella: »Warte bitte noch einen Moment. Wir haben den ersten Elefanten im Raum. Du Niklas sagst, dass dir Zeit und Intimität gefehlt haben. Deine Versuche, es Fenja zu sagen, sind für dich immer abgeprallt.«

Niklas: »Traurig, aber leider wahr.«

Er richtet sich wieder auf.

»Und das Beschissenste ist, dass ich irgendwann nicht mehr konnte. Ich hatte keine Kraft mehr, keine Lust mehr allein zu sein und die ganze Zeit zu verzichten.«

Er beginnt zu weinen.

Es wird für einen Moment still im Raum.

Bella wendet sich an Fenja: »Wie ist das für dich?«

»Ich weiß es nicht!« Sie holt tief Luft. »Ich bin bestürzt. Ich wusste nicht, wie schlimm das alles für Niklas war. Vielleicht schäme ich mich auch. Andererseits meldet sich meine Wut und ich will wieder nur Vorwürfe machen.«

Niklas: »Weißt du Fenja, ich liebe dich. Aber ich war einfach völlig ausgehungert. Nach Nähe, Verständnis, nach Zeit. Ich wollte gar nicht fremdgehen. Ich habe kein Abenteuer gesucht oder wollte nur stumpf Sex haben. Ich hatte einfach keine Kraft mehr, mich so allein zu fühlen. Das ist der Scheißgrund Fenja, warum ich fremdgegangen bin.«

Chrisch: »Wie fing das denn mit der ersten Affäre an?«

Niklas nimmt ein Taschentuch und trocknet sich die Wangen.

»Ach, wir hatten ein Schulfest und ich habe mit meiner Klasse einen Stand mit Getränken gemacht. Und eine der Mütter war mit einer ihrer Freundinnen da, um zu helfen. Mit dieser Freundin habe ich mich unterhalten, ohne Hintergedanken. Sie ist bis abends zum Aufräumen geblieben, bis alle Kinder weg waren. Wir haben ein wenig getrunken, dabei aufgeräumt und uns gut unterhalten. Und da ich wusste, dass Fenja eh nicht zu Hause ist, hatten wir Zeit. An dem Abend ist nichts weiter passiert. Ihr könnt euch gar nicht vorstellen, wie selig ich nach Hause gefahren bin, nur weil ich mich mal nett unterhalten hatte. Und im Laufe der Zeit sind wir uns nähergekommen. Und dann ist es einfach passiert.«

Fenja steht wütend auf.

»Das klingt ja fast so, als wäre ich schuld. Soll ich dieser Ingrid oder wie sie heißt noch dankbar sein, dass sie dich am Leben erhalten hat?«

Niklas schaut Fenja ganz ruhig an.

»Nein, Fenja. An dem, was ich getan habe, bist nicht du schuld. Ich habe das gemacht. Ich habe das heute erzählt, weil es mir wichtig vorkommt. Ich will ehrlich sein und sagen, wie es mir ging.«

Fenja setzt sich wieder und sieht abwechselnd zu Bella und Chrisch.

»Von euch kommt jetzt bestimmt auch noch wieder irgendein Hammer.«

Chrisch: »Eigentlich nicht. Ich kann verstehen, dass es hart ist, Niklas zuzuhören. Aber ich frage mich auch, ob es dir vielleicht schwerfällt, mit Niklas Bedürfnissen umzugehen. Damals, aber auch jetzt hier.«

»Wie meinst du das?«

»Na ja, ist es dir unangenehm, wenn Niklas sagt, was er braucht? Es wirkt so, als würdest du zu machen oder es wegwischen wollen, sodass es nicht mehr da ist.«

Bella: »Das, was Niklas heute erzählt, ist auf alle Fälle etwas, das zu der Affäre beigetragen hat. Und ja, Fenja, deine abweisende Art hat sicherlich einen Teil dazu beigetragen.«

Info: Zurückweisung

Wir lassen uns auf einen anderen Menschen ein, weil es angenehm ist, Zeit miteinander zu verbringen. Je länger wir das tun, desto vertrauter und inniger werden wir miteinander. Es entsteht Intimität. Nicht nur in Bezug auf unsere Körperlichkeit, sondern auch in Bezug auf unsere Person, unsere Eigenheiten und die Art und Weise, wie wir miteinander sprechen. Eine Verringerung der Intimität oder vielleicht auch ihr Verlust kann uns vor große Probleme und Schmerzen stellen. Zum einen, weil uns etwas fehlt, das vorher da und schön war, aber auch weil es etwas mit unserem Selbstwert macht. Wir interpretieren Veränderungen in der Intimität unserer Beziehungen meistens zu unseren Ungunsten: wir fühlen uns weniger liebenswert und attraktiv oder entwickeln Gefühle von Wertlosigkeit. Es kostet uns alle Überwindung, in dieser Situation auf unser Gegenüber zuzugehen und über unsere Bedürfnisse zu sprechen. Viele von uns tragen negative Erfahrungen in sich, wenn es um eigene Bedürfnisse geht. Deswegen sprechen wir auch so selten über sie. Wir erleben uns in unserer Bedürftigkeit vielleicht als schwach, klein oder auch unterlegen. Werden wir also abgewiesen, wenn wir unsere Bedürfnisse offenbaren, entsteht doppelter Schmerz, doppeltes Leid. Wir leiden ja bereits an der Verringerung oder dem Verlust der Intimität. Und dann werden wir noch in unserer Not abgewiesen und nicht gesehen.

Chrisch: »Fenja, was passiert bei dir, wenn Niklas sagt, was er braucht?«

»Es ist sofort eine Art Druck da, so als wäre ich direkt zuständig, um das zu lösen. Wie eine Art Schuld, die ich habe.«

»Das ist interessant, oder? Niklas sagt dir, was er braucht oder vermisst, und du hast direkt Schuldgefühle.«

»Ja, stimmt. Dieser Druck ist sehr unangenehm. Ich vermute, dass ich dieses Schuldgefühl nicht mag, wenn Niklas mir etwas sagt.«

Niklas: »Aber ich habe dir doch nie die Schuld an etwas gegeben!«

Bella: »Entschuldige Niklas, aber jetzt gilt das gleiche für dich wie vorhin für Fenja. Versuche, nur zuzuhören. Auch wenn es schwerfällt.«

Niklas nickt.

Chrisch: »Fenja, geht es dann vielleicht gar nicht so sehr um Niklas Bedürfnisse, sondern darum, dass du dieses Schuldgefühl irgendwie loswerden oder nicht an dich heranlassen möchtest?«

»Das hast du gut auf den Punkt gebracht. Das habe ich so noch nie gesehen. Ich bin sofort bei dem, was ich fühle und nicht bei Niklas und dem, was er braucht.«

»Ich finde das erst einmal sehr nachvollziehbar. Niemand spürt gerne Schuld. Wir versuchen in der Regel dieses Gefühl so schnell wie möglich loszuwerden.«

»Jetzt schäme ich mich ein wenig. Das ist nicht in Ordnung. Wäre es andersherum, wäre ich ziemlich verletzt oder gekränkt.«

»Das verstehe ich. Aber ich finde, da ist nichts, für das du dich schämen müsstest. Wir haben doch gerade erst diesen Zusammenhang aufgedeckt.«

Fenja: »Ich gehe gerade davon aus, dass ihr mich dafür verurteilt oder mir die Schuld gebt.«

Bella: »Auf gar keinen Fall, Fenja. Wir sind doch hier, um zu verstehen. Ich versichere dir, wir sind einfach neugierig und mitfühlend. Es geht darum, all das zu verstehen. Bewertungen oder Urteile würde diesen Prozess nur stören oder kaputt machen.«

Fenja sieht aus dem Fenster und atmet aus. Sie sieht zu Niklas.

»Es tut mir leid. Das war nicht in Ordnung von mir.«
Niklas steht auf.
»Ich würde dich gern umarmen, wenn das ok ist.«
Fenja steht auch auf und geht zu Niklas rüber. Der breitet seine Arme aus.

Übung: Umgang mit Bedürfnissen

Vermutlich haben wir alle schnell mal ein schlechtes Gewissen oder Schuld-
gefühle, wenn uns jemand sagt, was er von uns braucht oder vermisst. Wir
fühlen uns sofort zuständig und haben Probleme, sie einfach nur zu hören.
Wenn du lernen möchtet, in deiner Beziehung besser über Bedürfnisse spre-
chen zu können, dann geh wie folgt vor.

Schritt 1: Macht euch klar, was euer Bedürfnis ist. Das kann etwas Kleines
sein, wie eine Umarmung, aber auch etwas Großes, wie Zusammenziehen,
Sex haben oder eine wichtige Veränderung in eurem Lebensalltag. Es kann
nur eine Sache sein oder auch viele. Es ist euch überlassen, womit ihr be-
ginnt. Wenn ihr vorsichtig sein wollt, dann beginnt mit etwas Kleinem. Wenn
ihr geübter oder mutiger seid, dann macht so viel, wie ihr euch zutraut.

Schritt 2: Jetzt gibt es eine sprechende Person und eine zuhörende Person.
Die sprechende Person muss sich vielleicht ein wenig überwinden, weil es
Gefühle von Scham oder Peinlichkeit geben kann. Die zuhörende Person
muss sich konzentrieren, denn jetzt geht es darum, neutral zuzuhören und
nicht gleich in eine Art Zuständigkeit oder Schuld zu verfallen und sich zu
rechtfertigen oder das Bedürfnis abzuwiegeln. Es geht darum, das Bedürfnis
zu hören. Die zuhörende Person kann dann etwas sagen, zum Beispiel:
›Okay‹, ›Das habe ich verstanden.‹, ›Ist angekommen.‹, ›Das ist schön.‹ Wenn
beide mit dem Bedürfnis übereinstimmen, perfekt, dann wisst ihr, was zu tun
ist. Und könnt dann die Rollen tauschen.

Schritt 3: Was könnt ihr tun, wenn es keine Übereinstimmung gibt? An erster
Stelle geht es darum, das Bedürfnis zu würdigen. Die zuhörende Person kann
dann zum Beispiel sagen: ›Ich finde es schön, dass du das mit mir möchtest.‹,
›Ich möchte das auch.‹, ›Ich würde es auch wirklich gern brauchen.‹

Dann geht es darum, die Nichterfüllung eines Bedürfnisses mit Mitgefühl zu beantworten: ›Aber im Moment kann ich das nicht, weil …‹, ›Es tut mir leid, es fühlt sich bestimmt schlecht an, dass ich dir dieses Bedürfnis nicht erfüllen kann.‹, ›Ich würde es gern können, aber im Moment geht es nicht.‹ Damit übernehmt ihr die Mitverantwortung für das nicht erfüllte Bedürfnis. Vielleicht braucht ihr dann einen Moment Pause, um das Ganze zu verarbeiten. Ansonsten tauscht ihr die Rollen.

Bella: »Mit Blick auf die Uhr, denn die Zeit ist gleich schon wieder um. Ich hätte da eine kleine Aufgabe für dich Fenja. Versuche bitte bis zur nächsten Sitzung herauszufinden, woher dieses schnelle Schuldgefühl eigentlich kommt, wenn es um Bedürfnisse geht. Und dazu noch die Frage, was eigentlich mit deinen Bedürfnissen war in der Zeit, die Niklas heute beschrieben hat.«

»Okay, ich habe da vielleicht schon eine Idee.«

Chrisch: »Sehr schön. Das heute war eine richtig gute Sitzung und ihr habt sehr gut mitgearbeitet. Danke für eure Offenheit, euren Mut und eure Geduld beim Zuhören.«

Interview

Neugier: »Ich erlebe euch sonst als aktiver und bestimmender.«

Bella: »Ja, das hast du gut beobachtet. Heute war es wichtig, Niklas Raum zu geben. Durch seine innere Arbeit hatte er die Sitzung in den zwei Wochen zuvor schon innerlich vorbereitet.«

Chrisch: »Die beiden haben es heute sehr gut gemacht. Viele Paare nutzen neue Informationen und Erkenntnisse in so einer Situation eher als Waffe gegen den anderen. Mich hat gefreut, dass Niklas es so offen erzählt hat, ohne Vorwürfe zu machen.«

Bella: »Ja, und dass Fenja zugehört hat, sich entschuldigen konnte und Mitgefühl hatte. Meistens dauert es länger, bis es so weit ist.«

Neugier: »Das heißt, diese Situation kommt öfter vor?«

Bella: »Das ist eigentlich immer der Punkt, auf den wir zuarbeiten. Den Prozess in diese Richtung zu lenken und für Verständnis und Mitgefühl zu sorgen. Wenn dieser Punkt immer größer wird, können die beiden entscheiden, was immer sie möchten.«

Neugier: »Wie meinst du das?«

Bella: »Wenn es ihnen gelingt, füreinander Verständnis und Mitgefühl zu haben, können sie sich auf eine gute und bewusste Art voneinander trennen. Oder ihre Beziehung neu aufbauen.«

Neugier: »Da der Begriff heute so oft vorgekommen ist, möchte ich einfach danach fragen. Warum ist euch Mitgefühl so wichtig?«

Bella: »Meistens ist es das, was in schwierigen Beziehungssituationen verloren geht. Wir verschließen uns und versuchen, uns zu schützen. Wir fühlen uns allein und kämpfen gegen alles, was sich zeigt, damit es nicht mehr weh tut.«

Chrisch: »Dabei bräuchten wir genau unser Gegenüber, um uns wieder sicherer und nicht mehr allein zu fühlen. Das Schöne an Mitgefühl ist, dass es neutraler als Liebe ist und ein gewisses Verständnis braucht. Es ist eine Art Superkraft in diesen Situationen.«

Neugier: »Ich denke, dass ich dieses Thema noch einmal gesondert ansprechen möchte.«

Bella: »Sehr gern.«

Alles auf Anfang

E-Mail von Niklas
Betreff: Frage
Hey,

es sind jetzt ein paar Tage nach der letzten Sitzung vergangen und ich merke, dass ich Lust habe, dich zu sehen. Ich würde gern Zeit mit dir verbringen. Vielleicht gehen wir essen und unterhalten uns einfach normal? Ohne Streit oder Auseinandersetzung, was passiert ist? Mir kommt es so vor, als hätten wir das schon ewig nicht mehr gemacht. Aber wenn es nicht geht, dann verstehe ich das. Bitte fühle dich nicht gedrängt. Wenn du vielleicht anders Zeit verbringen möchtest, sag es nur, dann möchte ich das bestimmt auch :-)
Liebe Grüße, Niklas

E-Mail von Fenja
Betreff: Warum nicht
Lieber Niklas,

entschuldige, dass ich mich erst jetzt melde. Es gibt viel zu tun und ich wollte mir mit der Entscheidung ein paar Tage Zeit lassen. Also, ich bin dabei. Und mal etwas Gescheites zu essen und raus aus dem Büro zu kommen, ist sicherlich eine gute Sache.
Liebe Grüße, ich freu mich, Fenja

Ohne Macht, Ohnmacht

Zwei Tage später sitzen beide in ihrem Lieblingsrestaurant. Niklas ist ein wenig nervös und hektisch.
Fenja: »Hey, was ist los?«
»Ich bin etwas angespannt. Ich habe Angst, etwas falsch zu machen.«
»Falsch machen, wieso? Wir sind doch nur etwas essen.«
»Ja, aber ich bin unsicher. Vielleicht sage ich etwas Falsches und mache dich wütend.«

»Entspann dich, ich möchte einfach einen schönen Abend ohne Zwischen-fall. Wir schaffen das schon.«

»Na gut, ich denke, ein Glas Wein wird mir bestimmt helfen.«

Beide lächeln und fangen an, die Speisekarte zu studieren und zu beraten, was sie essen. Nachdem sie alles bestellt haben, unterhalten sie sich.

Niklas: »Okay wie läuft die Arbeit, welches Projekt macht ihr gerade?«

Sie werden von der Bedienung unterbrochen, die bereits den Wein bringt.

Niklas: »So, bevor du loslegst«, er hebt leicht sein Weinglas, »möchte ich sagen, dass ich es schön finde, dass wir hier sind. Danke, dass du gekom-men bist.«

Fenja lächelt, hebt auch ihr Glas und nickt. Nachdem beide einen Schluck genommen haben, fängt Fenja an, von der Arbeit zu erzählen.

Niklas: »Beeindruckend, da habt ihr in sehr kurzer Zeit ganz schön was ge-schafft.«

»Ja, oder? Auf jeden Fall fühlt es sich gut an. Wie läuft es denn bei dir in der Schule?«

»Ganz gut eigentlich. In meiner neuen Klasse gibt es allerdings eine Schü-lerin, die wohl problematische Eltern hat. Das nimmt mich sehr mit …«

Weiter kommt er nicht, denn die ersten Speisen werden serviert. Beide be-ginnen zu essen und sich nebenbei im Restaurant umzusehen. Auf einmal tritt eine Frau von hinten an Niklas heran. Sie legt eine Hand auf seine Schulter.

Jasmin: »Hey, ich habe euch schon beim Reinkommen gesehen und wollte nur schnell Hallo sagen.« Sie blickt zu Fenja, lächelt und sagt auch ihr Hallo.

Niklas wird blass, wischt sich mit der Serviette den Mund ab und sieht zu ihr hoch.

»Hey, auch Hallo.«

Jasmin: »Entschuldigt die Unterbrechung, meine Eltern und ich gehen jetzt, aber ich hätte es komisch gefunden, euch nicht kurz zu begrüßen.«

Niklas: »Okay, ja, dann wünsche ich euch noch einen schönen Abend.«

Jasmin hebt die Hand, lächelt und geht dann.

Die Atmosphäre am Tisch hat sich schlagartig geändert. Fenja hält ihr Glas Wein in der Hand und starrt auf den Tisch. Niklas beginnt nervös seine Hände auf seinen Oberschenkeln zu reiben. Er sieht Fenja an, aber sie bleibt regungslos. Nach einigen sehr langen Augenblicken fixiert sie ihn. »Ich möchte jetzt gehen.«

Niklas steht wortlos auf und geht zu einer der Bedienungen, um zu bezahlen. Nachdem er bezahlt hat, kehrt er zum Tisch zurück. Fenja ist verschwunden. Er sieht sich im Restaurant um und kann sie nicht entdecken. Er zieht sich hektisch seine Jacke an und eilt hinaus. Gerade als er herauskommt, sieht er Fenja in ein Taxi steigen und davonfahren. Er lässt den Kopf hängen und seufzt. Nach einer Weile sieht er auf mit Tränen in den Augen.

Paartherapie: Zeitreise

Bella: »Hm, die Stimmung zwischen euch scheint nicht sehr gut zu sein. Ist etwas vorgefallen?«

Fenja und Niklas sind sehr still in die Praxis gekommen. Sie haben sich nicht begrüßt und sich wortlos gesetzt.

Chrisch: »Na los, raus mit der Sprache, was ist passiert?«

Da Fenja nur vor sich hinstarrt, übernimmt Niklas. Er erzählt von den E-Mails und vom Restaurantbesuch.

Bella: »Fenja, was ist mit dir passiert, als Jasmin zu euch an den Tisch kam?«

Fenja sieht auf und zuckt mit den Schultern.

»Als diese … Person an den Tisch kam, ist alles zerfallen. Ich war schlagartig wieder am Anfang. Ich war gekränkt, wütend, beschämt. Ich wollte überhaupt nicht mehr dort sein und schnellstmöglich weg. Wie konnte diese Person es wagen, zu uns an den Tisch zu kommen, als wäre nichts passiert?«

Chrisch: »Auch wenn es für dich schwierig war, finde ich, dass du gut reagiert hast. Dich aus der Situation zu entfernen, war sehr weise.«

Fenja: »Kann ja sein, aber was nutzt das?«

»Die Situation war schon angespannt. Du hättest ja schimpfen und mit Niklas in einen Konflikt gehen können. So hast du dafür gesorgt, dass es sich nicht weiter verschlimmert.«

Fenja: »Ich finde das überhaupt nicht richtig. Das klingt so, als hätte Niklas nichts Schlimmes getan. Soll ich jetzt diejenige sein, die alles in Ordnung bringen muss?«

Chrisch: »Nein, du musst gar nichts. Das Ganze hat dir bestimmt wehgetan und dich aufgewühlt. Das ist sehr verständlich, wir alle wären in dieser Situation vermutlich aufgebracht. Der Punkt ist, dass es für dich augenscheinlich immer nur darum geht, dass Niklas an allem schuld ist. Und damit machst du dich immerzu von Niklas oder äußeren Umständen abhängig. Du wirst wütend, fühlst dich ohnmächtig und nimmst Niklas in die Zange. Dabei geht es für dich um ein ganz anderes Thema.«

Fenja schiebt das Kinn nach vorn.

»Und was soll das sein?«

»Im Kern geht es nicht um Niklas, sondern um dein Selbstwertgefühl. Das ist verletzt. Was passiert also in diesen Situationen wie im Restaurant? Vielleicht vergleichst du dich und bekommst Angst. Angst, nicht zu genügen, Angst, dass es wieder passiert, Angst, dass du ersetzt wirst.«

»Und genau daran ist Niklas schuld. Wäre er nicht fremdgegangen, würde ich mich nicht so fühlen, fertig.«

Bella: »Fenja, das ist in etwa so, als würdest du ein defektes Fahrzeug in die Werkstatt bringen, immer nur auf einen bestimmten kaputten Reifen zeigen und immer nur wiederholen, dass dieser eine Reifen allein schuld ist. Und erwarten, dass jemand kommt und ihn in Ordnung bringt. Wir wollen uns aber das ganze Fahrzeug anschauen, denn es geht bei euch beiden nicht nur um den einen Reifen, sondern das Fahrzeug fährt einfach aus vielerlei Gründen nicht mehr, um im Bild zu bleiben.«

»Ja, meinetwegen, dann eben der ganze Wagen. Und nun?«

»Chrisch hat es ja schon angesprochen. Wie ist denn dein Selbstwertgefühl, wenn es um euch geht?«

»Chrisch hatte das schon ganz treffend auf den Punkt gebracht. Mein Selbstwert ist im Keller.«

Chrisch: »Ist dir das bewusst, Niklas?«

Niklas sieht erschrocken auf.

»Nein, ich weiß, dass es Fenja wehtut. Aber dass es ihren Selbstwert derart verletzt, war mir nicht klar.«

Chrisch: »Und das bedeutet?«

»Das es mir noch mehr leidtut. Diese Affären waren nur für mich. Ich hatte das Gefühl, dass ich Fenja gleichgültig bin. Deshalb überrascht es mich. Es erschreckt mich aber auch. In manchen Momenten schäme ich mich sehr.«

Fenja: »Das klingt vielleicht gemein, aber so ist es nicht gemeint. Es tut gut, das zu hören.«

Bella: »Okay, Fenja, dann sehen wir uns das mit deinem Selbstwert mal an.«

Chrisch steht auf und holt einen Stapel DIN-A4-Zettel aus dem Regal, auf die jeweils die Zahlen von eins bis zehn gedruckt sind. Er beginnt am Rand des Raumes die Zahlen anzuordnen. Dazu legt er jeweils ein Blatt auf den Boden, lässt dann einigen Abstand und platziert dann das nächste. So entsteht eine Skala von 1 bis 10. Als er fertig ist, setzt er sich wieder und Bella steht auf.

Sie sieht Fenja an.

»Kommst du?«

Beide stellen sich vor die Skala und schauen sie an.

»Also, es geht jetzt darum zu schauen, wie sich dein Selbstwert verändert hat. Diese Skala geht von 1 bis 10, wobei 1 der niedrigste und 10 der höchste Wert ist. Du kannst dich auch zwischen die Zahlen stellen, also von 5 bis 6 oder 2 bis 3, so wie es für dich in diesem Moment passt. Alles klar?«

Fenja nickt und sieht Bella neugierig an.

»Was würdest du sagen, wie war dein Selbstwert vor der ersten Affäre?«

Info: Selbstwert

Unser Selbstwert oder auch Selbstwertgefühl entsteht dadurch, wie wir uns selbst sehen und bewerten. Dabei spielt es eine große Rolle, wie andere mit uns umgehen und unsere Ideen, wie andere uns bewerten. Unser Selbstwertgefühl beeinflusst, wie wir uns selbst behandeln, wie wir mit Schwierigkeiten umgehen und wie wir uns in sozialen Situationen verhalten. Menschen mit einem positiven Selbstwertgefühl neigen dazu, mehr Selbstvertrauen zu haben, können sich besser akzeptieren und setzen sich realistische Ziele. Ein niedriges Selbstwertgefühl kann negative Auswirkungen auf unsere seelische und emotionale Gesundheit haben. Es kann sich in Form von Selbstzweifeln, Selbstkritik, dem Streben nach Perfektion oder einem negativen Bild von uns selbst zeigen. Gerade in Liebesbeziehungen kann sich unser Selbstwert in beide Richtungen sehr schnell ändern. Sind unsere Bedürfnisse befriedigt, wirkt sich das meistens sehr positiv auf unseren Selbstwert aus. Wir fühlen uns stark, attraktiv und geliebt, sind vielleicht stolz und mit unserem Gegenüber innerlich verbunden. Werden unsere Bedürfnisse ignoriert, nicht erfüllt oder erfahren wie eine Verletzung, kann das unseren empfundenen Selbstwert stark schwächen. Wir fühlen uns minderwertig, schämen uns vielleicht für uns selbst und fühlen uns nicht verbunden, nicht geliebt und einsam. Affären haben die Macht, einen sehr starken negativen Einfluss auf unser Selbstwertgefühl auszuüben, indem sie Gefühle von Verrat, Selbstzweifel und Wertlosigkeit auslösen.

Fenja überlegt kurz und stellt sich zwischen die 8 und die 9.

Bella: »8,5 also?«

Fenja nickt.

»Gut, dann schildere kurz, wie du dich dort fühlst.«

»Na ja, schon selbstbewusst, irgendwie gut, stark vielleicht.«

Chrisch hat die Begriffe ›selbstbewusst‹, ›gut‹ und ›stark‹ jeweils auf einzelne Blätter geschrieben und legt diese nun neben die Skala auf Höhe von Fenja.

Bella: »Gut, das ist also unser Startwert. Wie war dein Selbstwertgefühl nach der ersten Affäre?«

Fenja überlegt einen Moment und stellt sich dann neben die 2.

»Was fühlst du dort bei der 2?«

»Ich bin ziemlich traurig, einsam und fühle mich komplett wertlos. Und ich habe Angst.«

Chrisch schreibt wieder die Begriffe mit und legt sie neben die 2.

Bella: »Wie lange war das so?«

»Wie meinst du das?«

Bella lächelt.

»Na ja, es geht hier viel um ein anderes Gefühl. Deine Wut …«

»Du hast Recht. Die ist irgendwann dazu gekommen.«

»Schau mal, ob sich etwas verändert, wenn die Wut dazu kommt.«

Fenja sieht auf die Skala und massiert mit Daumen und Zeigefinger ihre Unterlippe. Sie beginnt zu lächeln, sieht Bella kurz an und stellt sich dann auf die 5.

»Interessant, oder?«

»Ja, ziemlich. Ich konnte eben fühlen, wie diese Gefühle bei der 2 kleiner wurden und sich etwas in mir aufgerichtet hat.«

Chrisch: »Empörung hilft den Selbstwert zu reparieren.«

Fenja: »Empörung?«

»Ja, das Beste, was du tun kannst, wenn dich jemand verletzt, deinen Selbstwert beschädigt. Als Therapeuten sagen wir, dass Empörung den Selbstwert wieder anhebt. Für uns steckt das Wort ›empor‹ in Empörung, etwas geht wieder nach oben.«

Übung: Empörung

Wir alle haben schon Situationen erlebt, die unangenehm für uns waren. Bei der Arbeit, in anderen sozialen Situationen oder auch im öffentlichen Leben. Wenn diese Situationen unseren Selbstwert berühren, hat es meistens mit einer erlebten Demütigung, geringschätzigem Verhalten uns gegenüber zu tun. Eine Demütigung senkt im ersten Moment unseren Selbstwert. Das können wir meistens sehr schnell spüren. Um in dieser Situation unseren Selbstwert wieder zu erhöhen, ist es wichtig, dass wir lernen, uns zumindest innerlich zu empören. Es geht nicht darum, laut zu werden oder unser Gegenüber auch geringschätzig oder demütigend zu behandeln. Es geht vielmehr darum, dass wir uns innerlich erlauben, wütend zu sein und uns zu entrüsten. Dabei geht es nicht darum, innerlich den Selbstwert unseres Gegenübers zu senken. Es geht vielmehr darum, uns bewusst zu machen, dass das Verhalten unseres Gegenübers nicht in Ordnung ist, sich nicht gehört. Viele von uns haben Schwierigkeiten, sich zu empören, weil es ein sehr großes und für uns mitunter schwieriges Gefühl berührt, nämlich unsere Wut. Am besten können wir üben, empört zu sein, wenn wir uns an ein bestimmtes Erlebnis aus unserer Vergangenheit erinnern. Wenn uns dies gelingt, geht es nicht darum, dass wir uns möglichst detailgenau erinnern, sondern vielmehr unsere Gefühle zu diesem Ereignis wieder wachzurufen. Im nächsten Schritt geht es darum, innerlich empört zu sein. Uns selbst zu sagen, dass ein Verhalten nicht richtig oder verwerflich war: ›Das war nicht in Ordnung und schädlich!‹, ›Wie kann sich dieser Mensch in dieser Situation nur so verhalten!‹ Und natürlich ist auch Moral erlaubt: ›Dieser Mensch sollte sich mal schämen, so wie er/sie sich hier aufführt!‹, ›So verhält man sich nicht!‹, ›Das ist unsensibel und unangemessen!‹ Übe es einfach und beobachte, was mit deinem Selbstwert geschieht.

Bella: »Was fühlst du dort auf der 5?«
Fenja guckt abwechselnd die beschriebenen Blätter an.
»Ich würde sagen, hier ist es besser als auf der 2, auf jeden Fall. Aber gut geht es mir hier nicht. Besser ja, aber ich fühle auch Ohnmacht und Stillstand. Irgendwas soll passieren, damit es weiter geht.«
Chrisch schreibt die Begriffe ›Besser‹, ›Ohnmacht‹, ›Stillstand‹ und ›fehlender Fortschritt‹ auf und legt diese neben die 5.
»Was bräuchtest du, was müsste passieren, damit du wieder hoch auf die 8,5 kommst?«

»Das ist eine sehr gute Frage. Im ersten Moment denke ich, dass Niklas mich da wieder hochziehen muss. Er hat mich da runtergestoßen, also muss er es auch in Ordnung bringen.«

Bella: »Angenommen, das wäre möglich, wie würde Niklas das schaffen?«

»Die nächste gute Frage.«

Sie sieht fragend zu Niklas.

»Hast du eine Idee?«

»Ich habe spontan gedacht, dass wir das Band zwischen uns wieder reparieren, stärken müssen.«

Chrisch klatscht leicht in die Hände und lacht. Bella lächelt.

Niklas: »Habe ich etwas Falsches gesagt?«

Chrisch schiebt seinen Sessel zu Niklas heran.

»Du hast es perfekt formuliert, genau darum geht es. Das Band wieder stärken. Und das könnt ihr nur als Team. Aber ich schlage vor, dass Bella und Fenja erst mal weiter machen.«

Bella: »Fenja, was bräuchtest du von Niklas, damit das Band zwischen euch wieder stärker wird?«

»Vertrauen, Sicherheit oder so etwas wie Gewissheit.«

»Wie kann Niklas dein Vertrauen, deine Sicherheit wieder herstellen? Aber so, dass du es wirklich fühlen kannst.«

Fenja wird sehr nachdenklich.

»Komisch, ich denke gerade, dass das nicht geht.«

Chrisch: »Ihr beide seid heute in Bestform.«

Fenja: »Wie meinst du das?«

»Du hast gerade etwas sehr Wichtiges erkannt. Nämlich, dass Niklas dein Vertrauen nicht wieder herstellen kann.«

Fenja wird blass.

»Aber das ist ja schrecklich! Dann haben wir keine gemeinsame Zukunft vor uns!«

Bella: »Nicht so schnell. Sieh es wie eine Gleichung, in der du und Niklas vorkommen. Niklas ist gerade mal raus, wer bleibt dann noch?«

Fenja: »Na ja … Ich?«

»Genau. Du bist diejenige, die das Vertrauen in Niklas wieder herstellen kann.«

»Jetzt bin ich baff. Das ist das erste Mal, dass ich das verstehe und es gleichzeitig auch fühlen kann. Ich habe nur keine Idee, wie ich das anstellen kann.«

Bella beginnt zu lächeln.

»Sieh dich doch um, es sind mindestens zwei Personen da, die du fragen kannst.«

»Du meinst dich und Chrisch, oder? Dann frag ich dich direkt. Bella, wie kann ich mein Vertrauen in Niklas wieder herstellen?«

»In deiner Situation ist Vertrauen eine Entscheidung. Du entscheidest, ob du bleibst oder gehst. Du entscheidest, ob du vertraust oder misstraust.«

Info: Entscheidung

In Beziehungen können wir uns selbst in einer Position der Abhängigkeit befinden. Wir wollen etwas Bestimmtes von unserer Partnerin, unserem Partner und versuchen, das, was wir brauchen, durch Beschreibungen, Wünsche, Verlangen oder Konfrontationen zu bekommen. Meistens mit dem Ergebnis, dass es nicht so funktioniert, wie wir es uns vorstellen. Das wiederum führt dazu, dass wir auf bestimmten Wegen den Druck erhöhen, in der Hoffnung, es so endlich zu bekommen. Oft ist dieser Weg aus guten Gründen versperrt. Neben Frustration und Druck kann auf diesem Weg auch wachsende Ohnmacht entstehen, weil wir nicht mehr weiterwissen. Eine sehr gute Lösung in dieser Situation ist die Erinnerung daran, dass wir uns entscheiden können. Entscheidungen können die Abhängigkeit und die Ohnmacht erheblich senken. Aber Vorsicht – an dieser Stelle geht es nicht um schwarz-weiß-Denken oder emotionale Erpressung (›Wenn du nicht, dann …‹). Sondern vielmehr darum, durchdacht nach Möglichkeiten zu suchen. Manchmal ist es wichtig, sich daran zu erinnern, dass wir uns für eine Beziehung entschieden haben. Es kann auch wichtig sein, sich bewusst für einen Verzicht zu entscheiden. Oder es geht darum (wieder) zu vertrauen, aus der eigenen Entscheidung heraus. Oft ist es wichtig, dass wir uns unsere Entscheidungen immer wieder vor Augen führen.

Fenja: »Merkwürdig … Es fühlt sich gut an, wenn du das sagst. Ungewohnt, so als würde ich bei diesem Thema endlich wieder Luft bekommen.«
Bella: »Wichtig ist, dass du lernst, die Entscheidung immer wieder zu treffen. Du machst das nicht einmal und dann ist alles in Ordnung. Du wirst es in Zukunft oft tun, das ist eine Menge Arbeit. Und du wirst Geduld haben müssen mit dir selbst. Aber wenn du das durchhältst, wird es dich einen sehr großen Schritt voranbringen. Und wenn du das möchtest, auch eure Beziehung.«
Chrisch sieht fragend zu Bella.
»Kann ich?«
Bella nickt.
Chrisch: »Okay, Niklas, dann sind wir dran.«
Niklas blickt auf und gibt sich einen Ruck. Beide gehen zu der Skala, während sich Bella und Fenja setzen.
»Also, wir gehen das Ganze auch durch, um zu schauen, was mit deinem Selbstwert in der Zeit geschehen ist.«
Niklas nickt.
»Gut, wie war dein Selbstwert vor der Affäre?«
Ohne nachzudenken stellt sich Niklas auf die 1.
»Würde hier eine 0 liegen, würde ich mich sogar auf die stellen.«
»Was fühlst du dort?«
»Eigentlich nur schreckliche Dinge. Ich fühle mich wertlos, verlassen, ignoriert, nicht liebenswert.«
Dieses Mal schreibt Bella die Begriffe auf und legt sie neben die 1.
Niklas beginnt mit den Tränen zu kämpfen.
Chrisch: »Das ist sicherlich sehr schmerzhaft.«
Niklas nimmt das Taschentuch, das Bella ihm reicht und trocknet seine Augen.
Chrisch: »Wie hast du dich während der Affären gefühlt?«

»Das weiß ich auch direkt, deswegen finde ich diesen Punkt des Selbstwer-
tes so interessant. Wäre hier auch eine Skala für schlechtes Gewissen,
würde ich mich gleichzeitig auf die 10 stellen. Aber was meinen Selbstwert
angeht …«

Niklas geht direkt auf die 7.

» … ist der direkt hochgegangen.«

»Wie lange warst du dort auf der 1 vor den Affären?«

»Gefühlt sehr lange. Zweieinhalb, drei Jahre vielleicht.«

»Das ist sehr lang.«

»Wie fühlst du dich dort?«

»Auf jeden Fall schuldig. Aber auch irgendwie gut. Ich bin doch etwas wert,
andere sehen in mir einen liebenswerten, attraktiven Menschen, mit dem
es schön ist, Zeit zu verbringen. Es ist schlimm, aber auch aufregend.«

Bella schreibt die Begriffe ›schuldig‹, ›etwas wert sein‹, ›liebenswert‹, ›attraktiv‹, ›schön, Zeit zu verbringen‹ auf und legt sie neben die 7.

Fenja: »Das zu hören und zu sehen ist ganz schön hart. Aber ich fange auch
an zu begreifen, dass ich nicht so unbeteiligt an dem Ganzen bin, wie ich
mir immer einreden möchte.«

Chrisch: »Ich kann mir vorstellen, dass es Niklas schwerfällt, so ehrlich zu
sein. Ich finde dich aber auch gerade sehr stark. Es an dich heranzulassen,
ist auch sehr schwer und fordernd.«

»Ja, es geht gar nicht so sehr um Heimlichkeit, Sex und Aufregung. Es geht
viel eher um Selbstwert, Aufmerksamkeit, das Gefühl, liebenswert zu sein
und sich geliebt zu fühlen. Wenn ich mich gerade mal ganz stark zusam-
menreiße, könnte ich sagen, dass die Affären Symptome von Niklas Einsamkeit in unserer Beziehung sind, oder?«

Bella: »Ein Therapeut könnte es nicht besser ausdrücken. Genau, es geht
gar nicht so sehr um die Affären, sondern um die Dynamik zwischen euch.«

Chrisch: »Eine kurze Frage. Eigentlich sind wir von der Zeit her fertig. Wir
haben heute keine weiteren Klienten mehr nach euch. Wärt ihr einverstanden, dass wir eine halbe Stunde länger machen? Ich denke, dass wir gerade an einer sehr wichtigen Stelle sind.«

Fenja sieht fragend zu Niklas.

»Was denkst du?«

Niklas nickt sofort.

»Ja, klar, ich denke auch, dass wir gerade ganz wichtige Schritte machen.«

»Ja, ich möchte auch noch weitermachen.«

Chrisch: »Okay, Niklas, als das mit den Affären herausgekommen ist, was ist da mit deinem Selbstwert passiert?«

»Ich war irgendwie geschockt. Es war so, als wäre mir da erst ganz plötzlich wie mit einem Knall bewusst geworden, was ich überhaupt getan habe. Und mein Selbstwert ist direkt wieder in den Keller gegangen, weil ich mir selbst Vorwürfe gemacht habe. Ich will nicht so ein Mensch sein, aber ich habe es getan.«

Chrisch: »Dann stell dich bitte wieder auf die 1. Und schau, was du jetzt dort empfindest.«

Niklas geht auf die 1 zurück und denkt einen Moment nach.

»Diesmal ist es anders. Hier geht es jetzt nicht mehr um Einsamkeit. Ich schäme mich und habe große Ängste, dass Fenja mich verlässt. Ich mache mir viele Vorwürfe … So, als würde ich mich selbst fertigmachen.«

Bella schreibt die Begriffe ›Scham‹, ›Ängste‹ und ›Selbstvorwürfe‹ auf und legt sie auf die andere Seite der 1.

Chrisch: »Wie ist es zu der zweiten Affäre gekommen?«

Niklas sieht einen Moment aus dem Fenster.

»Ich denke, da ging es nicht um Einsamkeit wie beim ersten Mal … Aber vielleicht doch, nur anders. Ich denke, ich wollte genau diesen Gefühlen hier entkommen. Er sieht sich um und zeigt auf die Blätter.

»Ich war nur noch in diesen extremen negativen Gefühlen gefangen. Fenja und ich haben gefühlt nur noch das immer gleiche Verhör geführt. Die ganzen Vorwürfe und das Misstrauen, plus meine Selbstvorwürfe … Ich denke, das war mir irgendwann zu viel. Ich wollte so etwas wie emotionale Normalität, einfach emotionale Gespräche, ohne diesen ganzen negativen Wahnsinn. Ich denke, so ist es dazu gekommen.«

Chrisch: »Wie ist dein Selbstwert denn jetzt aktuell?«

»Also, seitdem wir zu euch kommen, wird der ganz langsam wieder besser. Ich würde sagen, ich bin jetzt bei einer 4,5. Ich fühle mich sicherer und habe das Gefühl, dass wir es schaffen können. Die Schuld- und Schamgefühle sind noch da, aber längst nicht mehr so einnehmend.«

Bella schreibt die Begriffe ›sicherer‹, ›Zuversicht‹, ›weniger Schuld- und ›Schamgefühle‹.

Bella: »Was denkt ihr? War eure Selbstwert-Dynamik eine andere, nachdem die zweite Affäre aufgedeckt wurde? Oder ähnlich?«

Fenja und Niklas sehen sich kurz an.

Niklas: »Für mich fühlt es sich fast identisch an.«

Fenja: »Für mich auch, ich glaube, es gab da jetzt keine großen Unterschiede.«

Bella: »Okay, dann würde ich die zweite Affäre nicht noch extra nachvollziehen. Ich würde dann jetzt diese Dynamik noch einmal gemeinsam mit euch beiden durchgehen wollen. Einverstanden?«

Chrisch: »Ja, wir müssten dann zu Beginn schauen, wo dein Selbstwert war, Niklas. Also bevor du irgendwann auf der 1 warst.«

Bella: »Gut, ihr beiden, dann kommt mal her. Du startest auf der 8,5 Fenja. Und du, Niklas?«

Niklas stellt sich auf die 9.

»Ich denke, gestartet bin ich auf der 9. Ihr wisst schon, von der Zeit, von der ich euch erzählt habe, als es uns in meinen Augen so gut ging.«

Bella: »So, Niklas, dann geh bitte jetzt in deinem Tempo auf die 1. So wie du denkst, dass es passt. Und achte darauf, ob und wie sich deine Gefühle verändern.«

Niklas setzt sich in Bewegung und geht langsam die Skala hinab.

»Das war schon eine sehr lange und immer einsamer werdende Reise.«

Chrisch: »Wie ist das für dich, Fenja? Was fühlst du dabei?«

»Jetzt, mit dem Wissen, wie es für Niklas war, tut es mir weh. Es tut mir schrecklich leid, und ich schäme mich sogar ein bisschen, wie sehr ich ihn im Stich gelassen habe.«

Ihre Augen füllen sich mit Tränen.

»Niklas? Es tut mir schrecklich leid, dass ich dich das habe fühlen lassen.«

Niklas lächelt leicht und blinzelt ihr zu.

»Aber …«

Chrisch: »Nene Leute, das ist noch nicht dran. Wir gehen das jetzt durch, und dann schauen wir mal, was passiert. Jetzt gerade geht es darum, es nachzuvollziehen.«

Bella: »So, jetzt kommt es heimlich zu der ersten Affäre. Das bedeutet, dass du auf die 7 gehst.«

Niklas bewegt sich wieder langsam auf die 7.

»Ja, das war erst mal nur für mich, um mich nicht mehr so einsam zu fühlen. Ach, scheiße, ey …«

Auch er bekommt feuchte Augen.

Bella: »Jetzt bist du dran, Fenja. Die Affäre kommt heraus und dein Selbstwert geht auf die 2. Geh bitte in deinem Tempo auf die 2 und achte auf deine Gefühle.«

Fenja geht langsam auf die 2.

»Ein schlimmer Absturz, total heftig.«

Niklas: »Ich will sagen …«

Chrisch unterbricht Niklas.

»Nein, das ist gerade nicht der Zeitpunkt, euch dazu Dinge zu sagen.«

Bella: »Du bist aber streng heute. Aber ich gebe dir auch Recht. Jetzt gehst du bitte, Niklas, zurück auf die 1.«

Niklas geht langsam auf die 1.

»Uff … Das ist wie eine Art Gefängnis, ich fühle mich total eingesperrt.«

Bella: »Jetzt kommt die Wut dazu und du gehst auf die 5, Fenja.«

Fenja schließt kurz die Augen und geht dann auf die 5.

»Ja, die Wut ist … war mein Rettungsring. Aber mehr so einer, der ziemlich stark brennt.«

Bella: »So, Niklas, dann gehst du jetzt noch auf die 4,5.«

Niklas lächelt und stellt sich mit einem großen Schritt auf die 4,5, sodass er nah bei Fenja steht.

»Hier ist es schon sehr viel besser als da unten im Keller. Hier ist etwas Neues, das wachsen kann.«

Chrisch: »Gut, nehmt bitte einfach erst mal in euch auf, was ihr gerade gesehen und erlebt habt. Ich weiß, das ist sicherlich viel und ihr wollt euch wichtige Dinge sagen. Aber ich denke, dass es eine viel bessere Wirkung hat, wenn es erst mal keine Worte gibt.«

Beide stehen einige Momente da und sehen sich die Skala an. Ab und zu sehen sie sich kurz in die Augen und dann wieder auf die Blätter mit den Begriffen.

Bella: »Was würdet ihr jetzt gern tun? Ohne Worte …«

Beide sehen sich fragend an und nehmen sich dann an die Hände, sehen sich in die Augen und weinen. Nachdem sie einen Moment so dagestanden haben, lässt Fenja los und umarmt Niklas, der auch seine Arme um sie legt. Beide schließen die Augen und stehen lange umarmt da. Bella und Chrisch haben sich in der Zwischenzeit gesetzt und warten ruhig ab. Als sie die Umarmung lösen, bringt Chrisch ihnen Taschentücher und berührt beide leicht am Oberarm.

Bella lächelt.

»Gut, dann habe ich wohl das letzte Wort. Das war eine sehr intensive, wichtige und trotz des ganzen Schmerzes und der vielen schwierigen Gefühle eine schöne Sitzung. Kommt gut nach Hause.«

Interview

Neugier: »Und heute eine Skala?«

Bella: »Ja?«

Neugier: »Ich kenne das nicht. Ich bin aber von der Wirkung und dem Informationsgehalt dadurch sehr beeindruckt. Könnt ihr mir mehr darüber erzählen?«

Chrisch: »Na klar. Genauso wie beim Systembrett geht es bei der Skala darum, innere Prozesse nach außen zu bringen, sie sichtbar zu machen.«

Bella: »Mit der Skala können wir Werte, Unterschiede und Gewichtungen deutlich machen. Sie erzeugt viel mehr Informationen, als einfach nur zu sagen, dass wir zum Beispiel wütend sind. Mit der Skala können wir fragen, wie groß oder klein die Wut ist.«

Neugier: »Für mich war es so, als würde diese Skala eine zusätzliche, bedeutende Dimension schaffen. Mich hat es richtig getroffen, als zum Beispiel Niklas direkt auf die 1 gegangen ist. Ich hätte es auch mitgefühlt, wenn er es nur gesagt hätte, aber so war es ein ganz anderer Effekt.«

Bella: »Genau so geht es meist allen im Raum. Es ist, als hätten wir eine zusätzliche Farbe oder zusätzliche Sinneswahrnehmung.«

Chrisch: »Es hat beide sehr mitgenommen zu sehen, wie sich jeweils der Selbstwert verändert hat.«

Neugier: »Das wollte ich auch noch ansprechen. Als ihr mit der Skala gearbeitet habt, da ist auch für mich sehr deutlich geworden, dass sie in einer Beziehung sind. Alles, was passiert, ist ein Ergebnis dieser Beziehung, dieser Dynamik.«

Bella: »Deswegen haben wir auch stark auf das Bild mit dem Band reagiert. Mit diesem Bild wird deutlich, dass sie dieses Band teilen. Wenn Fenja etwas macht, hat das eine Auswirkung auf Niklas und umgekehrt.«

Neugier: »Habt ihr diese Skala eigentlich erfunden?«

Chrisch: »Nein, das ist eine Technik, eine Intervention in der systemischen Therapie.«

Neugier: »Ich weiß, ihr mögt das wahrscheinlich nicht so gern, aber würdet ihr die Sitzung heute für mich einordnen?«

Chrisch: »Einordnen geht immer, nur bewerten ist nicht so unsere Sache.«

Bella: »Ich fand es sehr gut, dass Chrisch ohne viel zu erklären, gleich die Skala hingelegt hat. Und das mit der Bestform teile ich auch. Ich habe mich gefreut, dass Fenja die Sache mit dem Vertrauen verstanden hat. Und Niklas das Bild mit dem Band reingebracht hat. Und auch seine Ehrlichkeit auf der Skala. Also, alles in allem ist der halbe Elefant vom Eis.«

Neugier: »Und wieso nur der halbe?«

Chrisch: »Heute haben wir analysiert, was passiert ist und darin die Zusammenhänge deutlich gemacht, das ist die eine Hälfte. Ab jetzt geht es darum, die beiden darin zu unterstützen, an ihren eigentlichen Themen zu arbeiten.«

Bella: »Damit beginnt die eigentliche Arbeit für die beiden.«

Neugier: »Es fällt mir schwer, nicht weiter zu fragen, also bleibe ich einfach gespannt auf die nächste Sitzung.«

Zwischenspiel

E-Mail von Bella & Chrisch
Betreff: Aufgabe
Hallo ihr beiden,
wir haben uns gedacht, dass wir euch beiden eine Aufgabe stellen. Euer therapeutischer Prozess läuft gut – das bedeutet meist eine Menge Anstrengung und innere Arbeit. Da wir beim letzten Mal das Thema Selbstwert hatten, möchten wir gern, dass ihr etwas in diese Richtung unternehmt. Es geht darum, einen Tag lang Entspannung und Selbstwert zu kombinieren. Nehmt euch einen Tag Zeit und investiert in euren Selbstwert. Kauft euch neue Kleidung oder etwas, das ihr schon länger haben möchtet. Macht Wellness oder Sport, gönnt euch ein wenig Komfort – alles verbunden mit der Idee, dass ihr es euch wert seid.
Liebe Grüße, Bella & Chrisch

E-Mail von Fenja
Betreff: Zusammen?
Hey du,
ich finde die Idee ziemlich gut. Weißt du, was du machen möchtest? Ich hätte Lust, am Freitag mit dir frühstücken zu gehen. Und danach schauen wir einfach, ob wir den Tag zusammen verbringen oder etwas allein für uns unternehmen. Ich finde 10 Uhr ganz gut … Was denkst du?
Fenja

E-Mail von Niklas
Betreff: Bin dabei
Liebe Fenja,
deine Idee gefällt mir. Ich kann mir Freitag frei nehmen. Zusammen frühstücken und dann schauen, klingt gut. Also bis Freitag. Liebe Grüße, Niklas

Ein erster Schritt

Am Freitag ist es so weit. Beide treffen sich wie verabredet um 10 Uhr zum Frühstück.

Fenja: »Gefühlt haben wir das ewig nicht mehr gemacht.«

»Ich denke auch. Ich bin irgendwie aufgeregt, als wäre das unser erstes Date.«

»Echt? Ich bin einfach entspannt und freue mich, dass wir hier sind. Und ehrlich gesagt, habe ich einen Riesenhunger.«

»Okay, dann lass uns schauen, was wir bestellen.«

Beide schauen in die Karten und überlegen gemeinsam, was sie bestellen möchten. Nachdem sie das erledigt haben, sehen sie sich um.

Fenja: »Es fühlt sich an wie purer Luxus, mal nicht zu arbeiten.«

Niklas: »Ja, ich kann den Tag auch ganz gut gebrauchen. Wie geht es dir?«

Fenja beginnt ganz normal zu erzählen, sodass sich ein lockeres Gespräch entwickelt. Sie werden ab und zu unterbrochen, wenn die Getränke oder nach und nach das Essen serviert werden. Sie lachen einige Male, wirken gelöst und gelassen miteinander. Niklas schaut auf die Uhr.

»Was? 13 Uhr? Es sind drei Stunden vergangen?«

Fenja guckt ein wenig ungläubig.

»Echt jetzt? Das waren die schnellsten drei Stunden meines Lebens.«

Beide lächeln und sehen sich in die Augen.

Niklas öffnet den Mund und möchte etwas sagen, aber macht dann eine Geste mit der Hand.

Fenja: »Hm?«

Niklas: »Nichts, alles gut. Ich genieße es sehr mit dir hier zu sein.«

Fenja nickt.

»Also, wie soll es weiter gehen?«

Niklas: »Na ja, heute ist ja Selbstwerttag und während unseres Gesprächs habe ich spontan gedacht, dass ich mich jetzt endlich mal für den Marathon anmelde. Ich habe Lust auf das Training und das ganze Drumherum, das wird mir guttun. Was denkst du?«

»Ja, das ist eine gute Idee. Du träumst schon so lange davon. Ich habe eben gedacht, dass ich mir eine Massage und dann ein wenig Sauna gönne.«

»Das klingt auch ziemlich gut. Okay, dann gehe ich ein paar Laufsachen shoppen.«

Nachdem sie bezahlt haben, gehen sie vor die Tür und umarmen sich. Beide halten sich dann noch einen Moment an den Armen und sehen sich in die Augen.

Niklas: »Danke, das hat mir sehr gut getan. Es war auf eine sehr schöne Art und Weise normal.«

Fenja: »Das finde ich auch. Anscheinend können wir es noch, also einfach Zeit miteinander verbringen.«

»Ja, wir können ja schauen, wie es uns am Wochenende geht. Tom hat morgen Abend ein Konzert, vielleicht hast du ja Lust zu kommen?«

Fenja: »Ja, ich schau einfach. Wir schreiben uns aber auf jeden Fall, oder?«

Niklas: »Ja, sehr gern.«

Paartherapie: Wie isst man einen Elefanten?

Bella: »Hallo, ihr beiden, wie geht es euch?«

Fenja: »Mir geht es ganz gut, danke. Der Selbstwerttag war eine gute Idee. Niklas und ich waren frühstücken. Das war sehr angenehm und irgendwie so nett wie früher.«

Chrisch lächelt.

»Keinen Streit oder Stress?«

Niklas: »Nein, wir haben über drei Stunden gefrühstückt und nicht bemerkt, wie die Zeit vergeht. Das war sehr wohltuend.«

Bella: »Gut, dann legen wir heute direkt los, denn wir haben einiges zu besprechen.«

Chrisch steht auf und beginnt einige Begriffe an das Whiteboard zu schreiben: ›Vertrauen‹, ›Selbstwert‹, ›Empörung‹, ›Entscheidungsfreiheit‹.

Bella: »Ihr habt die letzte Sitzung noch vor Augen?«

Fenja und Niklas nicken.

»Gut, heute werden wir das Ganze ergänzen, um es abzurunden. Es kommt heute noch ein Begriff dazu.«

Chrisch dreht sich kurz um.

»Eigentlich sind es zwei.«

Er schreibt das Wort ›Bedürfnisse‹ auf und sieht dann fragend zu Bella.

»Ja, schreib es ruhig hin.«

Chrisch schreibt noch ›Selbstbetrachtung‹ an das Whiteboard.

Bella: »Heute werden wir alles zusammenbringen, was wir in den letzten Sitzungen erarbeitet haben. Wir nennen das auch Integration. Wir werden heute versuchen, alles in Einklang miteinander zu bringen.«

Chrisch setzt sich und sieht kurz aus dem Fenster. Dann schaut er zu Fenja und Niklas.

»Fenja, erinnerst du dich an die Sitzung, als Niklas erzählt hat, wie lange es ihm schlecht ging?«

»Ja, ziemlich gut sogar.«

»Da liegt sozusagen das fehlende Puzzle-Stück.«

Fenja: »Dann lass mal hören.«

»Niklas hat erzählt, was mit ihm in eurer Beziehung passiert ist. Da ging es um seine Bedürfnisse. Unser Eindruck war, dass du ein schlechtes Gewissen bekommst, wenn es um Niklas Bedürfnisse geht. Deswegen versuchst du sie wegzumachen, aus der Situation herauszukommen.«

Fenja: »Das stimmt, genau.«

»Die Frage ist warum? Warum löst es diese Gefühle bei dir aus? Die Art und Weise wie du mit dieser Situation umgehst, hat einen Anteil an dem, was passiert ist. Wenn dir Niklas sagt, was er braucht und du so damit umgehst, bist du nur noch bei dir. Auf gewisse Weise verlässt du dadurch eure Beziehung.«

Bella: »Und es geht noch weiter, deshalb steht auch der Begriff Selbstbetrachtung mit auf dem Whiteboard. Wenn du versuchst, dich selbst zu sehen in der Zeit vor den Affären, würdest du dann sagen, dass du ein guter Beziehungsmensch warst? Hättest du eine Beziehung mit dir selbst führen wollen?«

Nach einem Moment des Nachdenkens beginnt Fenja ihre Antwort zu formulieren.

»Ich finde, dass das zwei sehr gute Fragen sind. Und ich bin jetzt auch an einem Punkt, an dem ich das an mich heranlassen kann. Nur habe ich leider keine direkte Antwort. Ich glaube, darüber muss ich tatsächlich erst einmal nachdenken.«

Bella: »Es sind drei Aspekte, die du gedanklich verfolgen solltest. Der erste Aspekt für dich hat mit der Vertrauensfrage zu tun. Du entscheidest immer wieder, ob du vertraust. Der zweite Aspekt ist dann die Frage, wie du dich selbst als Beziehungspartnerin bewertest in der Zeit, von der Niklas erzählt hat. Da geht es darum, dich mit dir selbst zu konfrontieren, dich selbst neugierig zu betrachten und zu einem ehrlichen Ergebnis zu kommen.«

Chrisch: »Und der dritte Aspekt ist die Frage, warum du ein schlechtes Gewissen bekommst, wenn es um Bedürfnisse geht. Damit ihr beide verstehen könnt, was passiert ist. Dann könnt ihr beide lernen, damit besser umzugehen.«

Info: Selbstbetrachtung

Selbstbetrachtung ist ein bewusster Prozess, bei dem wir in uns gehen, um über unsere Gedanken, Gefühle, Verhaltensweisen und Erfahrungen nachzudenken. Es geht darum, ein besseres Verständnis von uns selbst zu entwickeln. Wir denken über uns selbst nach und hinterfragen unsere Überzeugungen und Gefühle. Wir können uns auch Fragen stellen: ›Warum fühle ich mich so?‹ oder ›Warum habe ich so gehandelt?‹ Wir betrachten uns selbst, um unsere Motive, Werte und Prioritäten besser zu verstehen. Dabei geht es auch um vergangene Erfahrungen und Entscheidungen. Wir lernen uns selbst besser kennen und analysieren innere Konflikte. Selbstbetrachtung ist nicht immer eine einfache oder angenehme Aktivität. Sie kann sehr herausfordernd und unangenehm sein, da wir uns auch mit unseren eigenen Schwächen, Fehlern, ungelösten Problemen und unangenehmen Gefühlen auseinandersetzen. Wir können auch starke Schamgefühle, Trauer oder

Entmutigung erfahren, wenn wir uns selbst betrachten. In diesem Fall ist es immer sinnvoll, sich von erfahrenen Menschen unterstützen zu lassen.

»Darf hier mal kurz etwas fragen?« meldet sich Niklas zu Wort.

»Was ist denn eigentlich mit mir?«

Bella: »Für dich ist das große Thema emotionale Abhängigkeit. Das bedeutet, dass du deine emotionale Stabilität und dein Selbstwertgefühl stark von der Anerkennung, Liebe und Aufmerksamkeit Fenjas abhängig machst. Wenn du sie nicht bekommst, fühlst du dich unglücklich, unsicher und leer.«

Niklas: »Emotionale Abhängigkeit?«

Chrisch: »Ja, die Frage für dich ist, warum du so abhängig von Nähe und Bestätigung bist. Aber nicht im Sinne einer Bewertung oder Kritik. Was passiert mit dir, wenn du sie nicht bekommst? Warum ist das für dich so unangenehm und schmerzhaft?«

»So habe ich das noch nie gesehen, aber ihr habt vielleicht recht. Hat das zu den Affären geführt?«

Bella: »Es hat durchaus einen Anteil an den Affären. Emotionale Abhängigkeit an sich ist überhaupt kein Problem. Im Gegenteil, sie ist angenehm, wenn sie ausgeglichen und in Balance ist. Wird sie allerdings zu groß, kann das für Betroffene schwer werden. Wir könnten auch sagen, dass du dir das, was du so stark brauchtest, woanders geholt hast. Und auch wenn ihr eure Beziehung stark verbessert, brauchst du eine Antwort auf diese Frage. Denn es wird immer wieder Phasen geben, in denen ihr nicht so viel Nähe habt. Was wirst du dann tun? Es geht um einen Weg für dich, emotionale Stabilität aus dir selbst heraus zu erzeugen, ohne dafür eine andere Person zu brauchen.«

Niklas: »Das verstehe ich. Ich glaube, diese Antwort bin ich uns beiden schuldig.«

Chrisch: »Wenn es dir gelingt, deine emotionale Abhängigkeit zu reduzieren, wird ein Weg entstehen, damit umzugehen. Das wiederum kann Fenja bei der Vertrauensfrage helfen. Und auch dabei, wieder Sicherheit entstehen zu lassen in Zeiten, in denen es vielleicht phasenweise nicht so viel Nähe zwischen euch beiden gibt.«

Niklas: »Da haben wir ja noch einiges herauszufinden.«

Bella: »Ja, aber es wird euch und eure Beziehung voranbringen.«

Fenja: »Mir kommt das alles sehr groß vor. Es gibt so viel zu bedenken.«

Bella: »Das ist immer die Frage nach dem Elefanten.«

»Was meinst du damit?«

»Wie isst man einen Elefanten? Und wir meinen das nur als Metapher.«

Bella lächelt.

Fenja: »Das weiß ich nicht.«

»Na ja, in Scheiben. Das gilt auch für euch beide. Ihr könnt die Themen, die jetzt da sind, in kleinen Schritten oder auch Portionen bearbeiten.«

Chrisch: »Ich kenne das Gefühl sehr gut, Fenja. Ich stand auch mal vor einem Riesenberg, den ich zu bewältigen hatte. Mein Motto war, jeden Tag ein Steinchen abzuarbeiten. Und mit der Zeit habe ich sehr viel geschafft. Es geht nicht immer alles auf einmal, sondern schrittweise.«

Bella steht auf und stellt sich an eine der Wände des Raumes.

Alle drei sehen sie fragend an.

Bella: »So, ihr beiden. Steht mal bitte auf und kommt zu mir, jeweils eine Person an eine Seite.«

Fenja und Niklas gehen zu Bella.

»Hier, wo wir stehen, ist heute oder auch eure jetzige Situation miteinander. Wir haben jetzt fürs erste die wichtigen Themen und Zusammenhänge benannt. Ab jetzt seid ihr an der Reihe, daran zu arbeiten. Bitte überlegt euch doch einen Satz für diese Situation.«

Niklas: »Nur hier für die Therapie oder alles zusammen?«

»Das ist dir überlassen. Fühle in dich hinein und formuliere daraus einen Satz.«

Beide schweigen einen Moment.

Fenja: »Es gibt viel zu tun, aber es ist wieder echte Hoffnung da.«

Chrisch schreibt den Satz auf und legt ihn vor Fenjas Füße auf den Boden.

Niklas: »Ich sehe wieder Licht am Ende des Tunnels.«

Auch diesen Satz schreibt Chrisch auf und legt ihn ab.

Bella geht auf die gegenüberliegende Seite des Raumes und bittet die beiden wieder an ihre Seite.

Bella: »Gut, hier sind wir in der Zukunft. Stellt euch vor, dass alle Arbeit getan ist und ihr eine richtig schöne Beziehung miteinander habt. Es gibt kein Misstrauen mehr, alles ist bewältigt, ihr habt viele wichtige Dinge gelernt. Euch geht es richtig gut miteinander auf eine Weise, die ihr euch nicht vorstellen konntet. Stellt es euch vor, spürt in euch hinein und sagt dann den für euch passenden Satz.«

Niklas schließt für einen Moment die Augen und beginnt zu lächeln. Er öffnet die Augen wieder und sagt seinen Satz.

»Ich liebe dich!«

Fenja beginnt zu lachen und öffnet auch die Augen.

»Das ist auch mein Satz. Ich liebe dich.«

Chrisch schreibt die beiden Sätze auf und legt sie auf den Boden vor die beiden.

Bella: »Sehr schön. Wie fühlt sich das an?«

Niklas: »Ziemlich gut. Ich habe ganz viel Entspannung, Freude und Leichtigkeit gespürt.«

Fenja: »Und bei mir war es Sicherheit und auch Freude.«

Chrisch: »Okay, dann stellt euch bitte zwischen die beiden Situationen, also in die Mitte.«

Beide gehen in die Mitte der Zettel und sehen dann abwechselnd zu Bella und Chrisch. Dieser zeigt auf die Zettel vom Beginn.

»Stellt euch bitte vor, ihr würdet dort jetzt stehen. Was würdet ihr den beiden mit auf den Weg geben. Ihr seid ja gerade im ›Dazwischen‹, also der Gegenwart und der Zukunft. Ihr könnt sicherlich beides spüren.«

Fenja: »Ich würde den beiden sagen, dass sie sich weniger Sorgen machen sollen. Und sie sollen lernen, wieder freundlich und geduldig mit sich selbst sowie auch dem anderen gegenüber zu sein. Und stetig an sich arbeiten.«

Chrisch: »Und du, Niklas?«

»Ich finde das gut, was Fenja sagt. Bei mir ist etwas ganz anderes aufgetaucht. Als wir das eben besprochen haben, habe ich es ein wenig auf die leichte Schulter genommen. So als würde es darum gehen, eine neue Sportart zu lernen oder so. Aber jetzt merke ich, dass das viel ernster ist und ich dringend daran arbeiten muss. Also wäre mein Rat an mich selbst eher eine Aufforderung.«

Bella: »Und die wäre?«

Niklas lacht.

»So etwas wie ›Sieh zu, Alter! Das ist wirklich wichtig!‹ Ich denke, es geht dabei um Verbindlichkeit mit mir selbst.«

Chrisch schmunzelt ein wenig.

»Sieh zu, Alter! Gefällt mir richtig gut.«

Bella: »Okay, setzen wir uns wieder. Wir haben noch etwas zu besprechen.«

Niklas: »Noch mehr?«

Bella lächelt und schüttelt leicht belustigt den Kopf.

Niklas sieht Fenja an.

»Ich würde dich gern umarmen. Wäre das in Ordnung?«

Fenja lacht, zieht dabei die Stirn kraus und geht auf Niklas zu.

»Also wirklich ... In Ordnung? Willst du vorher ein Formular ausfüllen, oder wie?«

Beide umarmen sich einen Moment und setzen sich dann auch.

Chrisch: »An dieser Stelle unserer Zusammenarbeit möchte wir euch eine Veränderung vorschlagen.«

Bella: »Ihr habt ja heute gemerkt, dass es einiges zu bearbeiten gibt. Wir denken, dass es für euch im Moment sinnvoller ist, dass wir mit euch ein paar Einzelsitzungen machen.«

Fenja und Niklas gucken überrascht.

Chrisch: »Dieser Punkt kommt eigentlich immer für Paare, die gut mitarbeiten. Es geht um die Atmosphäre und die Konzentration für euch im Einzelnen.«

Bella: »Genau. Chrisch und ich würden gern mit euch an euren Themen arbeiten. Das ist zu dritt an bestimmten Stellen einfach effizienter. Was denkt ihr darüber?«

Niklas: »Ich bin einfach überrascht, weil ich nicht daran gedacht habe. Aber spontan finde ich es richtig gut. Ich möchte wirklich gern und direkt an meiner emotionalen Abhängigkeit arbeiten. Und ich denke, das ist erstmal meine Aufgabe allein.«

Fenja: »Also, inhaltlich finde ich das auch gut. Es fühlt sich aber auch irgendwie komisch an. Wir kommen ja her, um wieder zueinander zu finden, und das passiert ja auch im Moment. Und das wiederum fühlt sich dann wie eine Trennung an. Könnt ihr das verstehen?«

Chrisch: »Ja, sehr gut sogar … Wo nehme ich dann mal eben ein Bild her, dass nicht so banal ist…«

Fenja: »Mach ruhig!«

Chrisch: »Na ja, wenn ihr Essen geht, bestellt ihr ja auch nicht immer das Gleiche, oder?«

Bella lacht herzhaft.

»Also, wirklich, da sind wir aber Besseres von dir gewohnt.«

Fenja lacht auch.

»Das mag sein, aber mir hat es gerade geholfen. Ich habe einfach an Sportarten gedacht. Es ist so, als würden Niklas und ich unterschiedliche Sportarten machen. Und dem anderen beim Training zuzusehen, ist vielleicht interessant, aber lenkt mich oder Niklas einfach nur ab. Jetzt geht es auch emotional für mich. Ich finde die Idee gut.«

Chrisch: »Dann lasst uns eben nach Terminen schauen und dann habt ihr es für heute auch geschafft.«

Interview

Neugier: »Immer, wenn ich denke, dass ich weiß, wie es weitergeht, kommt ihr mit etwas Neuem.«

Bella: »Du meinst die Einzelarbeit? Ja, aber das ist, wie eben schon gesagt, gar nicht so unüblich. Was hat dich denn daran so überrascht?«

Neugier: »Ich denke mal, dass ich nach wie vor versuche, mir ein Bild eurer Arbeit als Paartherapeuten zu machen. So eine Art Zusammenfassung für mich selbst, was Paartherapie ist. Bei unserem vorherigen Fall mit Johanna und Mark gab es keine Einzelsitzungen.«

Chrisch: »Vermutlich geht es vielen ähnlich. Wenn du mit ein wenig Abstand schaust, was wir gemacht haben, könnte es dir auffallen.«

Neugier: »Hm, da stehe ich direkt auf dem Schlauch.«

Bella: »Die Sache ist die, dass wir sehr viel auf die Einzelthemen hingearbeitet haben. Wir haben wie Detektive die Themen hinter den Themen gesucht.«

Neugier: »Die Themen hinter den Themen?«

Bella: »Ja, wir haben nicht über Treue gesprochen oder Sex oder andere konkrete Bedürfnisse.«

Chrisch: »Wir haben nach den eigentlichen Themen gesucht. Im Kern ist Niklas Thema die emotionale Abhängigkeit und nicht, ob er treu oder vertrauenswürdig ist. Wenn er diese Abhängigkeit verändert, sinkt das Risiko einer neuen Affäre erheblich.«

Neugier: »Das klingt nachvollziehbar.«

Bella: »Es liegt eher an dem Bild einer Paartherapie, dass du versuchst zu bekommen. Manchmal ist es wichtig, Paare in ihrer Dynamik zu unterstützen. Und manchmal, und das ist sehr oft der Fall, geht es viel eher darum, Paare dazu zu bringen, bei den eigenen Themen zu schauen.«

Chrisch: »Die eigenen Themen wirken ganz erheblich auf diese Dynamik ein. Fenja wird Gründe haben, warum es ihr schwerfällt, Bedürfnisse von anderen wahrzunehmen. Vielleicht ist es wichtig herauszufinden, warum das so ist. Vielleicht ist es das aber auch nicht und es geht um einen Weg, es zu lernen.«

Bella: »Wenn sie es lernt, wird das die Beziehung der beiden erheblich verbessern.«

Neugier: »Das Schöne an dieser Herangehensweise ist, dass beide für sich etwas lernen, das wichtig für sie selbst ist und gleichzeitig ihre Beziehung verbessert. Habt ihr schon Ideen für die Einzelarbeit?«

Chrisch: »Wir werden mit Niklas lösungsorientiert arbeiten. Wir werden nicht so sehr nach dem Warum fragen, sondern eher schauen, ob wir etwas finden, was er ganz praktisch tun kann.«

Bella: »Und bei Fenja geht es vermutlich eher um das Warum.«

Neugier: »Warum bei beiden unterschiedliche Ansätze?«

Bella: »Nicht immer ist es zielführend, nur etwas zu analysieren und zu meinen, dadurch kommt automatisch auch eine Veränderung. Und manchmal ist der praktische Weg zu wenig, um eine dauerhafte Veränderung herbeizuführen. Im Moment ist unsere Einschätzung, dass für beide der gleiche Weg nicht hilfreich wäre.«

Neugier: »Vielen Dank, ich bin wie immer gespannt, wie es weiter geht.«

Arbeit, Arbeit …

E-Mail von Fenja
Betreff: Film-Abend
Hey du,
ich würde gern einen Film-Abend machen. So wie früher. Selbstgemachtes
Popcorn, zu viel Wein und einfach Spaß haben …
Liebe Grüße, Fenja

E-Mail von Niklas
Betreff: AW: Film-Abend
Hallo,
sehr gern, bin dabei … Was wollen wir gucken? :-)
Liebe Grüße, Niklas

E-Mail von Fenja
Betreff: AW: AW: Film-Abend
Weiß ich noch nicht, wir sind einfach mal spontan :-)
Ich schlage Freitagabend vor. Du bringst den Wein mit. Ach ja, wir treffen
uns bei mir …
Liebe Grüße, Fenja

E-Mail von Niklas
Betreff: AW: AW: AW: Film-Abend
Sehr schön, ich freu mich …
Liebe Grüße, Niklas

Einzeltherapie: Niklas lernt

Bella: »Hallo Niklas, wie geht es dir?«
»Ganz gut. Fenja und ich hatten einen sehr schönen Abend. Wir haben einen Filmabend gemacht und danach einfach gekuschelt. Wir sind eingeschlafen und am nächsten Morgen tat uns alles weh. Die Couch ist nicht

die beste. Aber die Nähe war schön. Es ging auch gar nicht um Sex oder so. Wir haben einfach die Zeit und die Nähe genossen.«

Chrisch: »Cool, das freut mich, das hat bestimmt gutgetan.«

»Ja, sehr. Diese Momente tun einfach gut. Irre langsam alles, aber ich mag es, weil es sich dadurch echt und erarbeitet anfühlt.«

Bella: »Sollen wir dann loslegen?«

»Ja, sehr gern. Ich möchte noch sagen, dass mir die letzte Sitzung total die Augen geöffnet hat. Ich konnte das gar nicht benennen vorher. Aber ihr habt einfach recht. Diese emotionale Abhängigkeit ist ein Riesenthema für mich.«

Chrisch: »Woran bemerkst du das?«

»Ich habe mich jetzt immer wieder selbst beobachtet. Und ich verbringe innerlich sehr viel Zeit damit … Ja, womit eigentlich?«

Niklas sieht nachdenklich aus dem Fenster.

»Ich gehe immer alle Möglichkeiten durch, wie es jetzt mit Fenja ist. Wird sie mir schreiben? Und wenn sie schreibt, was wird sie mir schreiben? Was ist, wenn wir uns sehen? Ist sie dann lieb oder abweisend? Was kann ich dann tun? Und so weiter und so fort. Erst seitdem ihr das angesprochen habt, fällt es mir auf. Das ist praktisch die ganze Zeit so. Ich lebe gefühlt nur für diese Beziehung und bin abhängig von Fenjas Verhalten.«

Bella lächelt.

»Das mag ich sehr an dir Niklas. Wenn du etwas erkennst, bist du einfach ehrlich.«

Niklas: »Findest du?«

»Ja, viele Menschen tun sich schwer damit, etwas zu erkennen und es auch einfach so stehen zu lassen.«

Chrisch: »Okay, Niklas. Bella und ich haben uns Gedanken gemacht. Und dafür schweifen wir kurz ab und kommen dann aber zu deinem Thema zurück. Einverstanden?«

Niklas: »Sehr gern. Und das möchte ich jetzt auch mal als Lob sagen. Ich schätze es sehr, dass ihr euch so viel Mühe gebt. Das führt bei mir dazu, dass ich mir auch Mühe gebe.«

Chrisch: »Sehr gern.«

Bella: »Niklas, wer bist du bei der Arbeit?«

Niklas guckt Bella verwirrt an.

»Wer ich bei der Arbeit bin? Ja, wie soll ich da sein? Ihr wisst doch, dass ich Lehrer bin.«

Chrisch: »Okay, dann können wir fragen, welcher Typ du als Lehrer bist. Bist du eher der Kumpel oder eher streng und förmlich?«

»Ich würde sagen beides. Also mir ist Freundlichkeit sehr wichtig, aber ich lasse mir nicht auf der Nase rumtanzen.«

Bella steht auf und geht zum Whiteboard und malt mehrere senkrechte Striche, sodass mehrere Spalten entstehen. In die erste Spalte schreibt sie ›Der Lehrer‹, unterstreicht es und schreibt ›freundlich‹ und ›bestimmt‹ und ›energisch‹ in die Zeile.

Chrisch: »Es geht jetzt gar nicht so sehr darum, das genau auszuleuchten. Deshalb wäre die nächste Frage, wer du als Freund bist.«

Niklas: »Ihr habt ja ein Tempo heute. Also, du meinst, welche Eigenschaften ich als Freund habe, oder?«

Chrisch: »Genau, welche Eigenschaften beschreiben dich als Freund.«

Chrisch lehnt sich leicht in Niklas Richtung und lächelt.

»Und nimm nur die guten.«

Niklas lacht.

»Also, Tom und ich haben da schon öfter darüber gesprochen. Er sagt, dass ich als Freund sehr großzügig bin. Also gar nicht finanziell gemeint, sondern eher im Sinne von nicht nachtragend. Ich bin nicht sauer, wenn er mal absagt oder etwas vergisst. Und manchmal ist er auch so richtig zynisch. Das kann ich ihm aber voll gut durchgehen lassen, da bin ich ihm nicht böse.«

Bella schreibt die Begriffe ›großzügig‹, ›verständnisvoll‹ und ›entspannt‹ in die zweite Spalte und schreibt als Überschrift ›Der Freund‹.

Niklas: »Das trifft es ziemlich gut.«

Chrisch: »Und welcher Typ bist du für deine Kollegen bei der Arbeit?«

»Auf jeden Fall hilfsbereit. Ich helfe meinen Kolleginnen und Kollegen, wo ich kann. Und ich bin ganz gut als Lehrer. Ich werde öfter Sachen gefragt oder um Tipps gebeten.«

Bella schreibt die Begriffe ›hilfsbereit‹ und ›kompetent‹ in die dritte Spalte und als Überschrift ›Der Kollege‹.

Chrisch: »Ich denke, das reicht schon. Okay, jetzt kommt ein ganz wichtiger Punkt. Wie wäre es, wenn du als ›Der Freund‹ in eine deiner Klassen gehen würdest?«

Niklas lacht.

»Ganz ehrlich? Armageddon! Da würde es drunter und drüber gehen und ich würde daneben stehen und lachen. Das wäre eine Katastrophe, ehrlich. Wahrscheinlich würde am Ende das Klassenzimmer brennen.«

Chrisch: »Gut, das nächste Beispiel. Wie wäre es, wenn du als ›Der Lehrer‹ bei Tom auftauchen würdest?«

Niklas beginnt sich nachdenklich das Kinn zu reiben.

»Hm, wir wären keine Freunde mehr. Mit meiner Strenge könnte ich ihm einiges nicht durchgehen lassen.«

Chrisch: »So, wie erklärst du dir das? Drei unterschiedliche Situationen und sozusagen drei unterschiedliche Niklas. Wie geht das?«

»Tja, jetzt, wo ihr es so herausgearbeitet habt, bin ich verblüfft. In allen Situationen fühle ich mich so, wie ich bin, aber was die Eigenschaften angeht, ist das schon ein großer Unterschied.«

Bella: »Auf mich wirkt es so, als würde es dich in drei unterschiedlichen Versionen geben.«

»Schon, oder? Aber wie kann das sein?«

»Wir können dich beruhigen, das ist völlig normal. Wir machen das gerade mit dir, weil wir dir genau dieses Prinzip zeigen möchten. Ich meine, stell dir mal vor, ich wäre nur die Therapeutin.«

Niklas: »Ja?«

Bella: »Dann lass mich mal einkaufen gehen. Was denkst du, wie wäre das? Wenn ich immer nur die Therapeutin wäre? Beim Einkaufen mit Chrisch oder mit unserer Tochter, mit unseren Nachbarn.«

Niklas lächelt.

»Das klingt schon verrückt. Du würdest alle fragen, wie es ihnen geht, was ihnen vielleicht fehlt. Erklären, warum das so ist und was sie vielleicht tun können.«

Bella: »Genau. Angenommen Chrisch sagt mir, dass er Lust hat, mit mir essen zu gehen und einen schönen Abend zu haben. Was mache ich dann? Ich erkläre ihm, dass er damit nur seine schlechte Laune wegmachen möchte oder es tut, weil er etwas anderes von mir möchte oder weil ihm langweilig ist. Ist auch egal. Es wäre verrückt, nur diese eine Person zu sein.«

Info: Ich-Anteile

Ich-Anteile sind ein Konzept aus der Psychologie, das uns hilft, uns selbst besser zu verstehen und zu regulieren. Je nach Anlass oder Kontext wird ein spezifischer Anteil in uns aktiv, der für die Situation zuständig ist. Für ein besseres Verständnis hilft manchen auch das Bild eines inneren Teams oder die Idee von Rollen. Im Schnitt verfügen wir über 5 bis 15 Ich-Anteile, die wir im Laufe unseres Lebens herausbilden, wobei die meisten in unserer Kindheit und Jugend entstehen. Ich-Anteile können sich verändern und lernen. Das Wechseln zwischen Ich-Anteilen geschieht im Normalfall fließend, sodass wir es nicht bemerken. So können wir zum Beispiel in Bezug auf unsere Arbeitstätigkeit energisch, rational und fordernd sein, in unserem Privatleben dagegen weiche, emotionale und gebende Beziehungsmenschen. Unsere Anteile zu kennen ist ein hervorragender Weg, unsere Fähigkeit zur Selbstregulation zu erhöhen. Anstatt von äußeren Gegebenheiten abhängig zu sein, können wir lernen, unsere Anteile innerlich zu koordinieren und zu leiten. Wir können uns selbst fragen, welcher Anteil gerade aktiv ist, was ihn auszeichnet, wie er reagiert und was er braucht, um mit einer bestimmten Situation besser zurechtzukommen. Das Denken in Anteilen ist ein sehr guter Weg, eine Metakognition zu entwickeln.

Niklas: »Ja, das verstehe ich. Warum erklärt ihr mir das?«

Chrisch: »Weil es um ein ganz wichtiges Konzept geht. Es geht um eine Idee, wie wir Menschen funktionieren.«

»Und die ist?«

Bella: »Guck doch an das Whiteboard. Ist das ein Niklas oder sind das drei unterschiedliche?«

Niklas sieht zum Whiteboard und abwechselnd zu Bella und Chrisch.

»Ja, wie drei? Das wäre doch verrückt!«

Chrisch: »Das mit dem Verrücktsein hat Bella schon geklärt mit dir. Immer nur eins davon zu sein, wäre verrückt.«

Niklas schweigt einen Moment.

»Ihr habt Recht. Ich habe drei Versionen in mir.«

Chrisch: »Das stimmt nicht ganz. Im Normalfall hat jeder Mensch fünf bis fünfzehn Versionen in sich. Denk doch an deine Familie oder Fenja. Und wir haben Anteile, die nur in uns sind. Da kommt einiges zusammen.«

Niklas: »Anteile?«

Bella: »Wir sagen nicht Versionen, sondern Anteile oder genauer Ich-Anteile. Aber wenn dir das mit den Versionen besser hilft, nennen wir es so. Es geht erst mal nur darum, dir diese Idee nah zu bringen.«

»Das ist einleuchtend und verwirrend zugleich. Ich finde es verständlich und logisch und gleichzeitig purzelt in mir alles durcheinander.«

Chrisch: »Das ist ganz normal, das geht allen so. Für uns ist wichtig, dass du dir klar machst, dass jeder Anteil oder jede Version ganz eigen ist. Eigene Strategien, Eigenschaften, Perspektiven und so weiter und so fort. Unsere Anteile kommen je nach Situation zum Vorschein. Wenn du in deine Klasse gehst, wirst du zum Lehrer. Wenn du dich abends mit Tom triffst, wirst du zum Freund. Etwas technischer formuliert können wir sagen, dass unsere Anteile kontextbezogen oder situationsbedingt sind.«

Niklas: »Das finde ich wirklich bemerkenswert, das ist mir noch nie aufgefallen, aber ihr habt absolut recht.«

Bella: »Das Ganze erklären wir dir, weil es dir bei dem Thema helfen wird.«

»Du meinst meine emotionale Abhängigkeit?«

»Genau. Wir können doch sagen, dass du eine Seite, einen Anteil hast, der emotional abhängig ist. Für uns ist das wichtig, weil es bedeutet, dass nur eine Seite dieses Verhalten hat, nicht der ganze Niklas.«

»Wenn du das sagst und ich es mir vorstelle, macht es das irgendwie einfacher, kleiner. Es gibt mir das Gefühl, dass ich es schaffen kann.«

Chrisch: »Genau, denn ich denke, dass zum Beispiel ›Der Lehrer‹ gar nicht emotional abhängig ist. Wenn du soweit mitgehen kannst, scheint es doch gar nicht so weit weg, dass wir mit unseren Anteilen arbeiten können, oder?«

Niklas: »Ja, du hast recht, ich kann es irgendwie fühlen. Ich kann mit meinen Anteilen arbeiten. Ich weiß zwar nicht wie, aber ich kann spüren, dass es geht.«

Chrisch: »Wir können sogar innere Bilder für unsere Anteile entwickeln und ihnen Namen geben. Schließ doch mal die Augen.«

Niklas schließt die Augen und atmet durch.

»Okay, jetzt denke an deinen emotional abhängigen Anteil. Versuche dabei neutral, mitfühlend oder neugierig zu sein. Nicht wertend oder wütend. Was für ein Bild entsteht?«

Niklas schweigt einen Moment

»Ich sehe da schon jemanden. Der ist aber viel jünger als ich. Wie kann das sein?«

»Das ist normal, unsere Anteile haben auch ihr eigenes Alter. Du siehst also einen jüngeren Anteil. Hat er einen Namen?«

Niklas lacht.

»Auch das noch? Spontan würde ich ihn Niki nennen.«

»Schön. Da ist also ein jüngerer Anteil und der heißt Niki. Und Niki scheint ein Thema mit emotionaler Abhängigkeit zu haben. Gut, präge dir dein Bild kurz ein und öffne wieder die Augen.«

Nach einem Moment öffnet Niklas die Augen und blinzelt.

»Abgefahren. Ich finde das alles so außergewöhnlich, dass ich es kaum glauben kann.«

Übung: Ich-Anteile

Es gibt einige Übungen, die uns helfen können, unsere Ich-Anteile besser wahrzunehmen. Für viele ist es hilfreich, ein Tagebuch zu führen. Schreibe regelmäßig auf, wie du dich fühlst, was du denkst und wie du in verschiedenen Situationen reagierst. Das wird dir helfen, deine Gedanken und Emotionen besser zu erkennen. Versuche dabei dein Erleben einem Ich-Anteil zuzuordnen. Nimm dir immer wieder Zeit, um über deine Erfahrungen nachzudenken. Frage dich, warum du dich in bestimmten Momenten verhältst, wie du dich verhältst. Aber nicht im Sinne einer Bewertung oder Beurteilung. Wenn wir mit Anteilen arbeiten, ist es wichtig, dass wir dabei innerlich neutral, neugierig und/oder mitfühlend sind. Es geht darum, dass wir uns bemühen, etwas über uns selbst herauszufinden. Feedback von Freunden, der Familie oder von Arbeitskollegen ist mitunter auch sehr hilfreich. Andere können oft Dinge sehen, die uns selbst möglicherweise entgehen. Achtsamkeitsübungen, bei denen du bewusst im Moment lebst und auf deine Gedanken, Gefühle und körperlichen Empfindungen achtest, können dir helfen, deine Ich-Anteile besser zu erkennen. Schließlich ist Selbstakzeptanz von großer Bedeutung. Akzeptiere dich selbst mit all deinen Schwächen und Stärken. Je mehr du dich selbst annimmst, desto besser kannst du deine Ich-Anteile verstehen, akzeptieren und am Ende lernen, sie wie ein guter Teamleiter anzuleiten.

Chrisch: »Unsere Innenwelt ist immer für einige Überraschungen gut. Deine Aufgabe bis zur nächsten Sitzung ist jetzt, deine inneren Vorgänge zu beobachten. Oder anders ausgedrückt, Niki besser kennenzulernen.«
Niklas: »Wie meinst du das?«
»Um mit unseren Anteilen arbeiten zu können, müssen wir sie erst einmal kennenlernen. Das bedeutet, dass wir uns zu Beginn darauf konzentrieren, uns selbst zu beobachten. Ganz neutral und neugierig. Für dich bedeutet das, mitzubekommen, wann Niki auftaucht. Was denkt und fühlt er? Wie verhält er sich? Was braucht er? Und wie fühlt es sich an, wenn er da ist?«

Bella: »Wir nennen das eine Beobachtungs-Intervention. Lustiger Begriff, oder?«

Niklas: »Schon, ja. Und soll ich dann etwas tun, wenn ich bemerke, dass er da ist?«

»Nein, noch nicht. Das machen wir beim nächsten Mal zusammen. Bis dahin machst du einfach genau das. Mitbekommen, wenn Niki da ist und neugierig erforschen, was das mit sich bringt. Und am besten bewertest du nichts, steuerst nichts.«

Chrisch: »Das ist eigentlich schon das Wichtigste. Zu lernen, es mitzubekommen. Viele denken oft, dass es wichtig ist, was dann passiert, aber das ist es nicht. Das Wichtigste ist, unsere Aufmerksamkeit für unsere Anteile zu erhöhen. Sieh es wie eine Art Übung oder Training.«

Niklas: »Okay. Ich denke, dieses Training bekomme ich hin. Ich fand es eben schon sehr interessant, ein inneres Bild zu haben. Ich konnte auch schon ein wenig spüren, wie es ist, wenn er da ist.«

Bella: »Manchen Menschen hilft es, es aufzuschreiben. Also, in welcher Situation ist Niki da und was bemerkst du dann?«

»Aufschreiben ist genial. Ich habe früher viel Tagebuch geschrieben.«

Chrisch: »Perfekt, ein Anteile-Tagebuch ist ein sehr guter Weg, dich mit deinen Anteilen auseinanderzusetzen und festzuhalten, wie sie sind, wann sie auftreten.«

»Mir schwirrt etwas der Kopf. Ich bin gespannt, was dabei rumkommt. Das war viel Neues heute.«

Bella: »Für heute sind wir auch durch. Lass dir Zeit damit, es zu verarbeiten und zu integrieren. Denk an den Elefanten.«

Niklas: »Das werde ich. Vielen Dank für heute!«

Interview

Neugier: »Also …«

Chrisch: »Lass mich raten, du bist total aus dem Häuschen wegen der Anteile, oder?«

Bella: »Das finde ich übrigens ziemlich gut an dir. Neue Dinge begeistern dich so.«

Neugier: »Das ist ja auch mein Wesen, oder? Dann erzählt mal.«

Bella: »Was denn? Mach eine Frage daraus.«

Neugier: »Mich interessieren diese Ich-Anteile. Woher kommen die eigentlich?«

Chrisch: »In erster Linie ist es ein Bild, eine Vereinfachung, die uns hilft, einen sehr komplexen Vorgang besser zu verstehen. Im Kern geht es um ein philosophisches Thema. Damit direkt zu arbeiten, wäre für die meisten Menschen jedoch anstrengend und wenig verständlich.«

Neugier: »Jetzt will ich dieses Thema natürlich wissen.«

Bella: »Im Kern geht es um Bezugsrahmen. Der menschliche Geist ordnet beständig alles in einen gewissen Rahmen ein. Und dieser Rahmen entscheidet darüber, wie wir etwas interpretieren und wie wir uns verhalten.«

Neugier: »Stimmt, das klingt eher philosophisch.«

Bella: »Mit Sicherheit. In der Psychologie oder auch Therapie sprechen wir von Ich-Anteilen. Das ist gut zu erklären und es hat auch immer einen Effekt auf uns selbst, wenn wir anfangen zu verstehen, wie unterschiedlich wir sein können. Eben je nach Situation oder auch Kontext.«

Chrisch: »Wenn wir diese Idee vertiefen, wird es schnell philosophisch, indem wir dann über den menschlichen Geist oder über das menschliche Bewusstsein sprechen. Aber ich denke, dass wir das an dieser Stelle nicht weiter vertiefen, das ufert immer sehr aus.«

Neugier: »Ja, vielleicht ein anderes Mal. Was denkt ihr, wie Niklas es helfen wird, seinen abhängigen Anteil besser kennenzulernen?«

Bella: »Das klingt vielleicht merkwürdig, aber in Anteilen zu denken, hilft uns dabei, uns innerlich von uns selbst zu distanzieren.«

Neugier: »Habt ihr da vielleicht ein Beispiel?«

Chrisch: »Na klar. Angenommen, mich würde es zum Beispiel trösten, wenn ich etwas esse. Und weiter angenommen, mir wäre das nicht bewusst. Dann würde ich automatisch essen, wenn ich traurig bin. Wenn ich aber in Anteilen denke, hätte ich dafür eine andere Aufmerksamkeit. Mir würde bewusst werden, dass gerade mein Anteil auftaucht, der gern isst, wenn ich traurig bin. Und an dieser Stelle passiert etwas sehr Interessantes. Durch meine Distanz zu mir selbst, entstehen neue Möglichkeiten. Ich könnte mir etwas Trost von Bella holen, indem wir uns umarmen. Vielleicht mache ich einen kleinen Spaziergang in der Natur. An dieser Stelle geht es dann um Alternativen für Trost. Und die sind sehr vielfältig.«

Bella: »Das bedeutet, dass wir mit der Idee von Anteilen sehr viele Alternativen erhalten. Wir schalten unseren Autopiloten aus, der uns wie immer durch eine Situation steuert. Dann können wir schauen, was für Möglichkeiten wir haben. Wir können über Alternativen nachdenken.«

Neugier: »Ich finde das faszinierend. Ich hätte noch ganz viele Fragen.

Bella: »Ja, wir überlegen schon länger, auch dieses Thema mit in eines der nächsten Bücher zu nehmen.«

Neugier: »Das würde mir sehr gefallen.«

E-Mail von Niklas
Betreff: Meine letzte Sitzung
Liebe Fenja,

meine Sitzung gestern mit Bella und Chrisch war sehr intensiv. Wir haben über innere Anteile gesprochen, die wir wohl alle haben. Ich habe direkt für meinen emotional abhängigen Anteil ein inneres Bild gefunden. Der Anteil heißt Niki und ist eine wesentlich jüngere Version von mir. Ich habe heute mit einem Tagebuch für meine Anteile begonnen. Es ist wie eine neue Welt, die ich entdecke. Für mich hat das Ganze eine Tiefe, die ich enorm finde. Ich kann noch nicht viel über Niki sagen, denn ich kenne ihn ja sozusagen erst seit gestern. Klingt bestimmt irgendwie voll verrückt :-) Ich fand unseren Abend sehr schön …
Liebe Grüße, Niklas

Einzeltherapie: Fenja beginnt zu verstehen

Als Fenja den Praxisraum betritt, schaut sie ein wenig erstaunt.

Chrisch: »Hey, Fenja, das haben wir für unsere Sitzung schon mal vorbereitet. Und hallo erst mal.«

»Hey, sieht interessant aus.«

Bella: »Auch von mir hallo. Ja, wir haben heute einiges vor und so können wir direkt loslegen.«

Bella und Chrisch haben vor der Sitzung die Sessel an den Rand geschoben. In der Mitte des Raumes stehen drei Stühle in einer Reihe mit ungefähr einem Meter Abstand zueinander. Unter den Stühlen liegt jeweils ein bedrucktes Blatt. Auf dem ersten steht ›Vertrauen‹, dem zweiten ›Selbstbetrachtung‹ und dem dritten ›Bedürfnisse‹. In ungefähr zwei Meter Entfernung steht den drei Stühlen ein einzelner Stuhl gegenüber. Auf dem Blatt unter dem Stuhl steht ›Analyse‹.

Chrisch: »Kurz gefragt, wie geht es dir?«

»Ganz gut so weit. Die letzte Sitzung hat viel in Bewegung gebracht. Ich finde euren Aufbau interessant, denn irgendwie wirbeln bei mir immer alle Themen herum. Das ist oft verwirrend, denn ich kann dann meine Gedanken und Gefühle nicht so richtig ordnen. Ich weiß nicht, wo etwas hingehört.«

Bella: »Genau, das haben wir uns schon ein wenig gedacht und hatten dann die Idee mit den Stühlen. Wollen wir anfangen?«

Bella ist aufgestanden und geht zu dem Analyse-Stuhl. Fenja folgt ihr und setzt sich.

Bella: »Die Idee ist, dass du hier ganz viel Abstand hast. Hier können wir alles analysieren, uns Fragen stellen und nach Erklärungen suchen.«

Fenja: »Der Abstand hier fühlt sich gut an. Wie geht es jetzt weiter?«

Bella: »Auf welchen Stuhl würdest du dich denn zuerst setzen wollen, ganz spontan?«

Fenja lacht.

»Auf gar keinen?«

Bella und Chrisch lachen auch.

Chrisch: »Keine Lust auf schwere Themen?«

»Ganz genau. Mir kommt es schwer und groß vor. Ich weiß vom Kopf her auch, dass es wirklich wichtig ist. Aber …«

Chrisch: »Wir könnten so tun, als wären das nicht deine Stühle. Du bist einfach eine zufällige Besucherin, die mal guckt, was da so los sein könnte.«

Fenja schmunzelt: »Lustige Idee. Hm … Dann bin ich neugierig auf den Stuhl mit dem Vertrauen.«

»Na, dann schau doch mal vorbei.«

Fenja steht auf, setzt sich und macht ein Geräusch, als würde sie sich ekeln.

»Ürgh, das ist ja unangenehm hier. Hier stimmt ja gar nichts.«

Bella: »Wie meinst du das?«

»Es fühlt sich hier nicht gut an. Gar nicht nach Vertrauen.«

»Was fühlst du denn?«

»Angst. Ziemlich viel und ziemlich große …« Fenja schüttelt sich.

Bella: »Gut, dann lass uns das analysieren.« Fenja geht zurück zum Analyse-Stuhl.

Chrisch: »Sehr interessant, oder? Hinter der Frage des Vertrauens steht etwas anderes.«

Fenja: »Ja, voll gruselig. Die Angst war riesig.«

»Angst wovor?«

»Angst vor Schmerz? Angst, dass es wieder passiert. Und irgendwie fühlte es sich machtlos an. Ich kann nichts tun, um es zu verhindern.«

Bella: »Also, Ohnmacht. Das macht schon Sinn. Angst ist ja oft etwas Irrationales, nicht Greifbares. Vertrauen dagegen können wir benennen und einfordern. Es klingt vernünftig, über Vertrauen zu sprechen.«

Fenja: »Stimmt. Also habe ich das Vertrauen nur vorgeschoben?«

Chrisch: »Ich finde vorgeschoben passt nicht. Das klingt so, als würde es um eine Ausrede oder eine Art von Schummeln gehen. Es ist doch etwas Schlimmes passiert, da kann ich absolut nachvollziehen, dass deine Psyche es auf diesem Weg zu lösen versucht. Und dafür habe ich Mitgefühl und Verständnis und nicht die Idee, dass du schummelst.«

Fenja: »Okay, das beruhigt mich.«

Bella: »Siehst du Fenja, deshalb haben wir dieses Thema mit einer anderen Idee verknüpft. Einer Idee, die dir die Macht zurückgibt.«

»Du meinst den Punkt mit der Entscheidung, oder? Kannst du mir das noch einmal erklären?«

»Also, du hast keine Macht darüber, was Niklas macht oder nicht macht. Das beinhaltet die Möglichkeit, dass er dich wieder verletzt. Daraus entsteht ein Gefühl von Ohnmacht. Was du aber jederzeit tun kannst, ist etwas zu bestimmen. Und zwar für dich selbst. Du kannst dich entscheiden zu gehen. Du kannst aber auch bleiben und Bedingungen festsetzen. Gar nicht so sehr für euch als Paar, sondern für dich ganz persönlich. Du kannst für dich eine Grenze ziehen und auf sie achten.«

»Was kann das für eine Grenze sein?«

Chrisch: »Diese Grenze steht in keinem Handbuch, sondern ist deine individuelle Linie, die du ziehst. Oft denken wir, dass es um Konsequenzen geht, wenn wir eine Grenze ziehen. Das muss aber nicht immer sein.«

Fenja: »Wie meinst du das?«

»Na ja, wir könnten doch sagen, dass sich eure Beziehung in einer Art Raum abspielt. Ein Raum ist begrenzt, hat also Grenzen. Und du kannst sagen, dass etwas für dich nicht in Ordnung ist, wenn es sich außerhalb dieses Raumes, deiner Grenze befindet.«

»Vom Kopf her ahne ich, was du meinst, aber ich verstehe es noch nicht richtig.«

»Angenommen, es ist dir wichtig, dass ihr größere finanzielle Entscheidungen gemeinsam trefft. Und weiter angenommen, Niklas kauft zum Beispiel ein neues, teures Auto von eurem gemeinsamen Geld, ohne mit dir darüber zu sprechen. Dann kannst du sagen, das ist nicht in Ordnung, das geht über deine Grenze.«

Bella: »Aber deshalb muss es keine sofortige Konsequenz geben. Es geht nicht darum, festzulegen, was automatisch passiert, wenn deine Grenze verletzt wird. Es geht darum, sagen zu können, halt, bis hierhin und nicht weiter, das geht über meine Grenze, das möchte ich nicht.«

Fenja: »Jetzt verstehe ich es. Es fühlt sich gut an dieses ›bis hierhin und nicht weiter‹. Ich kann bestimmen, wie weit ich gehe. Und ich kann bestimmen, was eine Konsequenz hat und was nicht.«

»Genau. Was hättest du gesagt, was passiert, wenn Niklas fremd geht, bevor es tatsächlich passiert ist?«

»Wahrscheinlich, dass dann automatisch Schluss ist.«

»Genau, in deiner Vorstellung wäre deine Grenze verletzt worden und du hättest diese Grenzverletzung mit einer Konsequenz beantwortet.«

»Ja, aber als es dann herauskam, konnte ich diese Konsequenz nicht ziehen wegen meiner Gefühle.«

»Genau deswegen ist es so wichtig, die eigenen Grenzen zu erforschen. Über Konsequenzen nachzudenken, ist meistens Zeitverschwendung, weil wir nicht wissen, wie wir wirklich reagieren, wenn es passiert.«

»Ich bin neugierig. Nehmen wir das Beispiel mit dem Auto. Ich würde dann sagen, dass ich das nicht möchte, weil es über meine Grenze geht. Was würde denn dann passieren?«

Chrisch: »Etwas sehr Interessantes, denn ihr würdet eure Beziehung vertiefen. Denn es erst mal keine Konsequenzen gibt, entsteht Freiraum, sich miteinander auseinanderzusetzen.«

Bella: »Niklas könnte sagen, dass es sein Traumauto ist und es nur für sehr kurze Zeit mit einem besonders günstigen Angebot zu haben war. Das würde bedeuten, dass es vielleicht gar nicht so sehr darum ging, deine Grenzen zu verletzen, sondern um ein Bedürfnis von Niklas. Du könntest dann schauen, wie es sich für dich anfühlt.«

Fenja: »Okay, angenommen, das würde mir nicht genügen. Dann hätte ich aber trotzdem Mitgefühl, weil ich weiß, wie es sich anfühlt, etwas nicht zu bekommen, dass ich unbedingt haben will.«

Bella: »Genau, du könntest dann sagen, dass es dir leidtut, aber es nicht geht.«

Chrisch: »Das wiederum würde Niklas vielleicht etwas bedeuten. Wenn du ihm erklärst, warum es nicht für dich geht, könnte er es verstehen. Er könnte dann schauen, ob er verzichten kann oder ob ihr einen gemeinsamen Weg findet.«

Fenja: »Ihr habt Recht, es fühlt sich wirklich so an, als würde das unsere Beziehung vertiefen, als würden wir uns besser kennenlernen.«

Bella: »Und das wird möglich, wenn du eine Grenze setzt, eine Linie ziehst, ohne dir über Konsequenzen Gedanken zu machen. Und das brauchst du, um aus der Ohnmacht herauszukommen.«

»Jetzt denke ich gerade, dass ich mich dafür selbst besser kennenlernen möchte. Es fühlt sich bei diesem Thema so an, als würde ich nur wenig über mich wissen.«

Info: Grenzen

Unsere persönlichen Grenzen sind wie unsichtbare Linien, die wir ziehen. Sie sind Ausdruck dessen, was wir mögen und was wir nicht mögen. Wir entscheiden, wie nah oder fern wir anderen sein möchten und welches Verhalten für uns in Ordnung ist und welches nicht. Meistens denken wir nicht viel über unsere Grenzen nach und empfinden sie als etwas Selbstverständliches. Schwierig wird es für uns, wenn unsere Grenzen verletzt werden. Unser Selbstverständnis kann sich schnell zu Unsicherheit, Wut, Trauer, Ohnmacht oder auch Scham umkehren. Grenzverletzungen haben viele und weitreichende Aspekte und Konsequenzen. In unserem Fall geht es darum, zu verdeutlichen, dass es Fenja hilft, wenn sie ihre Grenze neu oder wieder bestimmt. Denn es stärkt (wieder) das Gefühl der Selbstbestimmung in ihr. Sie macht sich auf diesem Weg (wieder) klar, dass sie nicht nur abhängig von Niklas ist, sondern ein Mensch mit Besonderheiten, Werten und Fähigkeiten.

Bella: »An dieser Stelle passt der nächste Stuhl eigentlich ganz gut. Um Grenzen festzulegen, brauchen wir unsere Selbstbetrachtung, um herauszufinden, was wir brauchen und wünschen. Die Selbstbetrachtung ist auch wichtig für eure Beziehungsvergangenheit. Magst du es mal ausprobieren?«

Bella geht zu dem Selbstbetrachtungs-Stuhl und macht eine einladende Geste in Richtung Fenja. Diese steht auf, geht herüber und setzt sich.

»Interessant. Hier ist es ziemlich neutral, eher abwartend.«

»Das ist schon mal gut. Passt diese Position zum Thema Grenzen?«

»Ja, absolut. Hier kann ich mich fragen, was ich möchte und was nicht. Das fühlt sich klar und wie soll ich sagen, machbar an. Ich muss mir nur die Zeit dafür nehmen.«

»Okay, dann ist jetzt die Frage, wie du dich selbst siehst in der Zeit, die Niklas beschrieben hat.«

Fenja denkt einen Moment nach und sieht auf einmal erschrocken aus.

»Ach du Scheiße, heftig.«

Chrisch: »Was ist los?«

Fenja lacht unsicher.

»Ja, also, ich würde mich gern verstecken und verschwinden. Geht das?«

»Du schämst dich?«

»Jap.«

»Warum?«

»Ich war total scheiße zu Niklas. Die ganze Zeit. Das ist echt unangenehm. Ich war fast immer abweisend zu ihm. So als wäre er im Weg oder störend. Wie eine Art Hindernis, das mir im Weg steht.«

»Wo wolltest du denn hin?«

»Wie? Wo wollte ich hin?«

»Na ja, wenn ein Hindernis im Weg ist …«

Fenja guckt verblüfft.

»Verdammt gute Frage. Wo wollte ich hin? Ich glaube, dass es hier um meinen beruflichen Ehrgeiz geht. Ich will, wollte vorankommen, erfolgreich sein. Ohne Fleiß keinen Preis.«

»Und keine Beziehung.«

Fenja guckt erschrocken.

»Du hast Recht. Wir waren zusammen, aber ich war gar nicht da … Als Freundin, Frau, Geliebte, ihr wisst, was ich meine …«

Alle schweigen einen Moment.

Fenja: »Verdammt. Es ist sehr unangenehm, wenn ich mir das klar mache. Ich war echt richtig mies als Freundin. Es ist keine Entschuldigung für das, was Niklas gemacht hat. Aber ich wundere mich gerade, dass er sich nicht getrennt hat. Wenn ich mir das andersherum vorstelle, hätte ich das nicht so lang mitgemacht.«

Bella: »Interessant, oder? Die Affären tun schrecklich weh. Gleichzeitig haben sie dafür gesorgt, dass Niklas bleiben konnte und ihr am Ende aufgewacht seid.«

Fenja: »Du hast Recht, es tut weh. Aber anders als sonst. Das ist das, was ihr meint, wenn ihr vom eigenen Anteil sprecht, oder?«

Chrisch: »Genau. Das ist dein Anteil, ohne dass es rechtfertigt, was passiert ist.«

»Das klingt so moralisch. Meinst du das moralisch?«

Chrisch lacht.

»Auf keinen Fall. Ich formuliere es aus deiner Perspektive. Für dich ist es doch schlimm, oder?«

»Ja, auf jeden Fall.«

»Siehst du. Wir bewerten nichts davon, wir sind da ganz neutral, mitfühlend und neugierig. Wir wollen zusammen verstehen, wie das alles miteinander zusammenhängt.«

Fenja: »Ja, der Erkenntnisgewinn ist für mich heute enorm.«

Bella: »Dann bleibt auf diesem Stuhl nur noch eine Frage.«

»Und, die wäre?«

»Was fängst du mit diesem Wissen, diesen Erkenntnissen über dich selbst an? Es nur zu wissen und zu verstehen, reicht vermutlich nicht.«

»Ich finde, das liegt auf der Hand. Ich werde an mir arbeiten. Ich möchte als Partnerin nicht mehr so sein, auf keinen Fall. Also werde ich die Fenja suchen, die es da mal gab in der Beziehung und sie wieder rausholen. Eine Fenja, die lustig, lieb und entspannt ist.«

Chrisch: »Das klingt gut. Das kann auch ein gutes Thema für eine weitere Einzelsitzung sein.«

Bella: »Dann komm doch kurz auf den Analyse-Stuhl zurück.«

Als Fenja sitzt, sieht sie fragend zu Bella.

»Also, wie ist es jetzt, wenn du dorthin blickst?«

»Schwer und leicht zugleich. Es ist nicht schön, wie ich war. Aber es fühlt sich gut an, dass es jetzt als Thema da ist. Ich habe jetzt eine Verbindung dazu und Lust, wie sagt ihr immer, diese Seite in mir wieder zu finden.«

Bella: »Dann bleibt noch der Bedürfnis-Stuhl.«

Als Fenja auf dem Stuhl sitzt, schüttelt sie den Kopf.

Bella und Chrisch sehen sie fragend an.

Fenja: »Weicheier, alles Weicheier … Zeit hier, Kuscheln da … Ich habe auf dieses Rumgeheule keine Lust.«

Chrisch: »Hallo, wer bist denn du?«

»Keine Ahnung. Mir kommt diese Bedürfnissache einfach nur schwach vor. Als würden alle nur rumheulen. Können die ganzen Schlaffis ja machen, aber ich habe wichtige Sachen zu tun.«

Bella: »Welche denn?«

»Karriere, was denn sonst? Von nichts kommt nichts.«

»Das klingt ja wunderbar schwarz-weiß.«

Fenja guckt irritiert.

»Na komm, wechsle mal den Stuhl.«

Als sie sitzt, hält sich Fenja eine Hand vor den Mund.

Chrisch: »Jetzt bin ich gespannt.«

Fenja: »Was war denn das?«

Bella: »Sag du es uns.«

Fenja: »Ich bin fassungslos über mich selbst. Ich habe sofort etwas gespürt, als ich dort saß. Und habe mir gedacht, nur raus damit, wenn, dann hier.«

Chrisch: »Ja, ich denke, dass dort noch ein Stuhl stehen sollte. Es ging ja gar nicht um Bedürfnisse, sondern um eine Art Gegenspielerin.«

Fenja: »Das klingt interessant. Wer könnte das denn sein?«

»Die Gegenspielerin zu deinen Bedürfnissen? Auf mich wirkte das wie eine Antreiberin, die du in dir hast. Ein Anteil, der dich nach vorn treibt. Und das augenscheinlich ziemlich energisch.«

Info: Bedürfnisse

Wir alle brauchen vieles, um uns wohl und sicher zu fühlen. Ein Bedürfnis kann etwas Lebenswichtiges sein, etwas, das wir benötigen, um zum Beispiel biologisch gesehen existieren zu können (Nahrung, die Luft zum Atmen etc.). Darüber hinaus gibt es viele andere Bedürfnisse, die wir haben. Wir können sie in Form von Sehnsüchten, Verlangen oder Wünschen in uns wahrnehmen (Urlaub, Schokolade, Sex, Trost, ein gutes Buch etc.). Auch wenn diese Bedürfnisse wichtig für uns sind, muss ihre Nichterfüllung kein direktes Unwohlsein, Enttäuschung oder auch Leid bedeuten. Das bedeutet, dass wir viele unserer Bedürfnisse aufschieben oder sogar wegschieben können, bis wir sie nicht mehr spüren. In vielen Situationen ist das sogar sinnvoll und angemessen. Andererseits kann es auch unserem Wohlbefinden schaden, wenn wir viel oder oft auf ein bestimmtes Bedürfnis verzichten. Zum Beispiel das Bedürfnis nach Erholung, Zeit für uns oder die Beschäftigung mit wichtigen Themen. Es spielt auch eine Rolle, wie wir die Bedürfnisse anderer wahrnehmen und sie in unserem nahen sozialen Umfeld beantworten. Die Menschen um uns herum oder mit denen wir eine Beziehung pflegen, haben wiederum Bedürfnisse in unsere Richtung. Bedürfnisse längere Zeit nicht zu beantworten oder wegzuschieben, kann mit der Zeit zu Schwierigkeiten in der Beziehung führen.

Fenja: »Ja, die ist ziemlich energisch. Und mir kommt sie sehr groß vor. So, als würde sie alles zur Seite schieben, was sonst noch da ist.«

Bella: »Ich finde es erst mal ziemlich mutig, dass du es so direkt gezeigt hast.«

»Was mache ich denn jetzt damit?«

Chrisch: »Was immer du möchtest. Es geht darum, es wahrzunehmen, es kennenzulernen und zu verstehen. Heute ist einiges zusammengekommen. Beim Thema Vertrauen geht es im Kern um Angst und dass du lernst, für dich deine Grenzen zu finden und zu definieren. Beim Thema der Selbstbetrachtung ist deutlich geworden, dass du dich länger nicht sehr

liebevoll und zugewandt gegenüber Niklas verhalten hast. Du möchtest daran arbeiten, dass deine liebevolle, lustige und entspannte Seite wieder da sein kann. Und bei den Bedürfnissen haben wir jemand sehr Energisches kennengelernt, der alles andere in dir wegschieben kann.«
Bella: »Das ist eine Menge für heute.«
»Habt ihr noch einen Tipp, wie ich mir diese Dinge besser merken kann?«
»Viele Klienten schreiben sich im Nachhinein Dinge auf oder führen eine Art Therapie-Tagebuch.«
Chrisch: »Du kannst das hier auch nachbauen. Wir hatten schon Klienten, die sich zu Hause kleine Spielzeugstühle und kleine Notizzettel mit den Themen hingelegt haben. Wenn du den Platz und die Stühle hast, kannst du es so wie hier heute nachstellen.«
»Super, danke schön! Ich denke, da war etwas dabei für mich. Wie geht es denn jetzt weiter?«
Bella sieht zu Chrisch.
Chrisch: »Wir würden gern noch eine Sitzung allein mit dir machen und herausfinden, was hinter deiner Antreiberin steckt. Und schauen, wie du daran arbeiten kannst.«
»Einverstanden. Dann machen wir eben einen Termin aus und dann ist die Zeit auch schon wieder um, oder?«
Bella und Chrisch lächeln und nicken.

Interview

Neugier: »Das war ganz schön viel heute.«
Bella: »Stimmt. Heute haben wir mal eingesammelt und da ist einiges zusammen gekommen.«
Neugier: »Heute habt ihr wieder diese Sache mit den Anteilen reingebracht, ohne viel zu erklären. Und Fenja konnte direkt mitmachen.«
Chrisch: »Manche Menschen brauchen vorab eher Informationen und eine Art Einleitung und andere können direkt etwas damit anfangen.«

Neugier: »Mir gefällt die Idee mit den Anteilen wirklich außerordentlich gut. Vieles lässt sich dadurch viel besser verstehen und vermutlich auch bearbeiten.«

Bella: »Manchmal geht es darum, dass wir mit einem Anteil innerlich arbeiten. Manchmal reicht es aber schon, sich mehr an sie zu erinnern, damit wir aufmerksamer für unsere inneren Prozesse sind.«

Neugier: »Mir ist noch nicht ganz klar, wie ihr Anteile bearbeitet? Also, ich verstehe, dass wir situationsbezogene Anteile haben, die auch ziemlich unterschiedlich sein können. Ich verstehe auch, dass es am Anfang darum geht, diese Anteile und sagen wir mal ihre Dynamik, ihr Zusammenspiel kennenzulernen. Aber wie arbeite ich mit Anteilen?«

Chrisch: »Das ist eine wirklich gute Frage und die Antwort würde diesen kleinen Rahmen des Interviews sprengen. Wir können zumindest sagen, dass die Idee von Ich-Anteilen in einer Beziehung viele neue Räume eröffnet.«

Neugier: »Wie meinst du das?«

»Also, erst einmal ist zum Beispiel Niklas nicht komplett als ganzer Mensch emotional abhängig. Das ist allein sprachlich und gedanklich schon sehr interessant. Ein Teil von Niklas ist emotional abhängig, okay. Das bedeutet aber, dass es da andere Teile gibt. Mit großartigen Fähigkeiten, wie zum Beispiel als Freund, Lehrer oder Kollege. Allein das wird für ihn persönlich hilfreich sein und seinem Selbstwert guttun.«

Neugier: »Ja und weiter?«

»Das Nächste ist, dass sie sich jetzt ganz anders darüber unterhalten können. Beide können sich mit mehr Abstand unterhalten und gemeinsam überlegen, wie sie diesem Anteil zum Beispiel gemeinsam helfen. Ohne Anteile ist es schnell ein Problemgespräch. ›Deine emotionale Abhängigkeit stört mich‹ oder Niklas könnte darüber nachdenken, wie er sein Problem loswird. Meistens mit dem Ergebnis, dass sich mindestens nichts verbessert oder alles schlechter wird.«

Neugier: »Ihr habt recht. Bei Fenja könnte es die Antreiberin sein, über die sich die beiden Gedanken machen können. Ich denke, wenn sich Paare auf diese Idee von Anteilen einlassen, kann das eine sehr große Bereicherung sein.«

Bella: »Ja, auch für uns persönlich war es ein Meilenstein, als wir gelernt haben, welche Anteile da eigentlich oftmals unsere Beziehung führen. Diese kennenzulernen und zu integrieren hat zu mehr Harmonie und Verständnis füreinander geführt und die Vorwürfe und Schuldzuweisungen erheblich reduziert.«

E-Mail von Fenja
Betreff: Meine letzte Sitzung
Lieber Niklas,

meine Sitzung mit Bella und Chrisch war auch sehr intensiv. Wir haben herausgefunden, dass es gar nicht um Vertrauen, sondern um meine Ängste geht, die ich hinter dir und der Vertrauensfrage verstecke. Wir haben mit Stühlen gearbeitet, die für die einzelnen Themen standen. Ich bin dann immer wieder auf einen neutralen Analyse-Stuhl zurückgegangen, um mit den beiden zu besprechen, was ich herausgefunden habe. Ein Stuhl war zum Beispiel auch für die Selbstbetrachtung da. Der war sehr heftig für mich, weil ich sehen konnte, wie lieblos ich lange Zeit zu dir war. Ich habe den beiden sogar gesagt, dass ich mich wahrscheinlich getrennt hätte, wenn du dich so verhalten hättest. Und Bella hat dann etwas gesagt, über das ich sehr viel nachdenke. Sie sagte, durch die Affären konntest du bleiben und dass die Affären uns am Ende aufgeweckt haben. Ich fange an dem zuzustimmen, obwohl es auch noch Schmerz und Wut in mir gibt. Es tut mir sehr leid. Ich werde aufrichtig daran arbeiten, wieder eine liebevolle, lustige und entspannte Beziehungs-Fenja zu werden.
Viele liebe Grüße, deine Fenja

Einzeltherapie: Fenja reist in die Vergangenheit

Bella: »Okay, beim letzten Mal ist ein Thema aufgetaucht, das wir heute noch weiter beleuchten wollen. Du erinnerst dich?«

Fenja: »Na klar, es war dann ja auch schon der Begriff ›Antreiberin‹ da. Und die Antreiberin schiebt alles und jeden weg, um ihren beruflichen Ehrgeiz zu verfolgen.«

Chrisch schmunzelt.

»Das klingt so, als würdest du die Bezeichnung ganz passend finden.«

Fenja: »Ja, ziemlich passend. Ich habe mich auch immer mal wieder beobachtet und festgestellt, dass sie ganz schön das Szepter schwingt.«

Bella: »Was meinst du damit?«

»Na ja, sie ist praktisch automatisch anwesend, wenn ich nicht darauf achte. Bei der Arbeit ist das in Ordnung, aber wenn ich nicht eingreife, würde ich nur arbeiten. Und das finde ich nicht in Ordnung.«

Chrisch: »Ich hatte beim letzten Mal den Eindruck, dass es noch um etwas Verborgenes geht

»Darüber habe ich auch nachgedacht, aber ich bin irgendwie nicht weitergekommen. Ich kann schon spüren, dass da noch etwas Wichtiges ist, aber ich komme nicht darauf.«

Bella: »An solchen Punkten ist es oft sinnvoll, nach biografischen Themen zu schauen.«

»Biografischen Themen?«

Chrisch: »Ja, wie war es bei dir zu Hause? Wie war die Beziehung zu deinem Vater und deiner Mutter?«

Info: Lebensgeschichte und Beziehungsdynamik

In Beziehungen bringen wir automatisch unsere Lebens- und Beziehungsgeschichte mit ein. Die Art und Weise, wie wir uns auf andere Menschen beziehen, uns verhalten und das Verhalten anderer beantworten, hat sehr viel mit dem zu tun, wie wir aufgewachsen sind. Diese Zusammenhänge und Informationen können wichtig sein, um Verhaltensmuster und Beziehungsdynamiken zu verstehen. Die mitunter prägendsten und wichtigsten Beziehungen haben wir zu unseren Eltern. Sie sind die ersten Menschen, mit denen wir eine Beziehung vom Beginn unseres Lebens haben. Das bedeutet, dass die

Beziehung zu unseren Eltern meistens Spuren (positive und negative) in uns hinterlassen – Spuren, die bis heute Auswirkungen auf unsere aktuellen Beziehungen haben können. Ein Bewusstsein über diese Zusammenhänge kann dazu beitragen, bestimmte Muster und Verhaltensweisen zu erkennen und wenn wir es wünschen zu verändern.

Fenja: »Uff … Ähm …«

Bella: »Gut, fangen wir etwas allgemeiner an. Ganz allgemein, wie war es bei euch zu Hause? Hat deine Mutter gearbeitet?«

Fenja sieht einen Moment aus dem Fenster.

»Also, wie war es zu Hause. Ich würde sagen normal? Mein Papa war viel arbeiten und Mama hat sich um uns und alles andere gekümmert. Also vielleicht schon eher konventionell.«

Chrisch: »Uns?«

»Ja, ich habe noch drei Jahre jüngere Zwillingsbrüder.«

Bella: »Und wie waren deine Eltern so von ihrer Art? Eher locker oder streng, lieb, verspielt …«

»Das war auf jeden Fall zweigeteilt. Meine Mama war schon sehr lieb und auch lustig, Papa war mehr so der Ernste und Fordernde, konnte aber auch lieb sein.«

»Du hast gesagt, dass dein Papa viel gearbeitet hat. Was ist denn sein Beruf?«

Fenja lächelt und wird ein wenig rot.

»Er ist Architekt in einer großen Baufirma, irgendwann ist er sogar leitender Architekt geworden.«

Bella und Chrisch sehen sich kurz an.

»Und hat oder hatte deine Mama einen Beruf?«

»Ja, die ist Übersetzerin in einem Verlag. Als sie uns großgezogen hat, hat sie immer mal wieder kleinere Projekte gemacht, um am Ball zu bleiben. Als wir dann alle ausgezogen waren, ist sie wieder voll eingestiegen.«

Chrisch: »Das klingt so, als hätten sich die beiden ganz gut in ihren Lebenssituationen eingerichtet. Es wirkt so, als könnte deine Mutter deinen Vater auch vermissen, denn sie wird nicht so viel arbeiten wie er, oder?«

Fenja: »Ja, da hast du recht. Ich weiß, dass meine Mama das früher oft angesprochen hat, weil mein Papa oft sehr lange sehr wenig zu Hause war. Aber ich denke, dass beide jetzt irgendwie damit klar kommen und zufrieden sind.«

Bella: »Wie war das denn für dich?«

Fenja überlegt einen Moment.

»Ich weiß, dass ich meinen Vater oft vermisst habe, als ich noch kleiner war. Und es war nicht einfach, Aufmerksamkeit von ihm zu bekommen.«

Fenjas Augen werden feucht und sie sieht traurig aus.

»Du bist gerade traurig geworden, oder?«

»Ja, schon. Wenn er früher dann mal zu Hause war, wollten natürlich alle etwas von ihm. Meine Mutter, meine Brüder …«

Sie lächelt leicht.

»Sogar unser Hund ist dann ständig um ihn herumgewuselt und hat versucht, Aufmerksamkeit zu bekommen.«

Chrisch: »Und wie war dein Vater dann so, wenn ihr alle etwas von ihm brauchtet?«

Fenja: »Ich erinnere mich schon, dass er versucht hat, für alle da zu sein. Also zuzuhören, sich etwas zeigen zu lassen oder mit uns zu spielen. Aber er war auch oft einfach müde. Ist beim Vorlesen auf dem Sofa eingeschlafen. Oft ist er auch sehr spät nach Hause gekommen und schnell ins Bett gegangen, weil er so erschöpft war. Und manchmal hatte er auch schlechte Laune. Also, wenn ich jetzt zurückblicke, war es ziemlich gemischt. Wir wussten nie wirklich, wann und in welcher Stimmung er nach Hause kommt.«

Bella: »Hat dich das verunsichert?«

Fenja: »Ja, das hat es. Aber das ist auch irgendwie in Ordnung. Ich habe dadurch jetzt keinen Schaden oder so …«

Alle lachen kurz.

Chrisch: »Gut, was hat dich denn dann eben traurig gemacht?«

Fenja: »Als ich eben traurig geworden bin, habe ich mich an meine Sehnsucht erinnert. Ich hatte meinen Papa wirklich lieb, hatte ihn sehr gern und wollte einfach bei ihm sein. Mit ihm Zeit verbringen und von ihm beachtet werden. Gefühlt habe ich da viel zu wenig von bekommen.«

Bella: »Hast du ihm das als Kind auch gesagt oder irgendwie gezeigt?«

»Ja, ganz oft. Ich habe dann angefangen, irgendwelche Sachen zu machen. Ich habe ihm Bilder gemalt oder Briefe geschrieben, weil ich die Hoffnung hatte, dass er dann mehr Zeit mit mir verbringt, weil er mich gern hat und stolz auf mich ist.«

»Hat das funktioniert?«

Fenja lächelt enttäuscht und schüttelt den Kopf.

»Nicht wirklich. Ab und zu hat er sich gefreut oder sich kurz bedankt. Aber ich habe nie aufgegeben. Das alles wurde erst anders mit der Schule.«

Chrisch: »Interessant. Was ist passiert?«

»Papa war es superwichtig, dass wir gut in der Schule sind. Versteht mich nicht falsch, ich würde sagen, dass er versucht hat, uns positiv zu motivieren. Also es gab nie Ärger oder Stress, wenn wir mal eine schlechte Klausur oder Note hatten. Viel interessanter war es, gut zu sein.«

Chrisch: »Warum?«

»Eine eins wurde immer belohnt, wir konnten uns etwas von ihm wünschen. Bei Klausuren kleinere Dinge, bei Jahresendnoten größere Sachen. Also habe ich irgendwann alles daran gesetzt, immer nur überall eine eins zu haben.«

Bella: »Ich denke, wir verstehen auch langsam, worauf das hinausläuft. Was hast du dir gewünscht, wenn du gute Noten hattest?«

Fenja schmunzelt.

»Ich habe mir immer das Gleiche gewünscht, nämlich, dass wir alle zusammen etwas unternehmen. Eis oder Pizza essen, ins Kino gehen, zu Hause etwas spielen, einfach mit dem Auto herumfahren und Musik hören.«

Chrisch: »So von außen betrachtet, klingt das im ersten Moment ganz schön, aber ich denke, dass es auch mehrere Probleme dabei gibt.«

Fenja: »Genau und der ist, dass ich einfach keine gute Lernerin war in der Schule. Mir ist es sehr schwergefallen zu lernen und gute Noten zu haben. Das war einfach so. Ich weiß, dass ich normal intelligent bin, aber dieses Lernen für die Schule war wirklich sehr schwer für mich.«

Chrisch: »Verstehe, das heißt vermutlich, dass du sehr viel deiner freien Zeit mit Lernen verbracht hast?«

»Ganz genau. Ab einem gewissen Alter hatte ich eigentlich keine richtigen Freunde mehr, hatte kaum Hobbies und als Teenager war ich gerade mal auf ein oder zwei Partys. Ich habe gefühlt auf eine gewisse Art auf einen Teil meiner Kindheit und Jugend verzichtet, um für die Schule zu lernen, damit Papa mit uns Zeit verbringt, weil ich es mir wünschen konnte.«

Bella: »Das klingt einsam und unerreichbar.«

Fenja schweigt einige Momente.

Fenja: »Herrje, Bella, du hast gerade etwas gesagt, dass ich nie so in Worte hätte fassen können. Denn egal, wie gut ich war, mein Papa hat mir immer auch immer irgendwie das Gefühl gegeben, dass es noch besser geht, dass es noch nicht ganz reicht. Das ist mir gerade bewusst geworden, als du meintest, dass da auch etwas Unerreichbares drinsteckt.«

Chrisch: »Ich finde einerseits, dass du das alles sehr klar auf den Punkt bringst. Wir können jetzt erahnen, wo die Antreiberin herkommt. Andererseits bilde ich mir ein, deinen Schmerz mitfühlen zu können. Da ist doch ein Schmerz, oder?«

Fenja beginnt zu weinen.

»Ja, mir war das so nie bewusst. Es tut gerade sehr weh, das alles wieder zu fühlen. Gleichzeitig ist es befreiend, darüber zu sprechen und es mir mit euch gemeinsam bewusst zu machen.«

Bella: »Darüber zu trauern ist richtig und wichtig.«

Fenja sucht in ihrer Tasche nach einem Taschentuch und bevor Bella oder Chrisch ihr eines reichen können, wischt sie kurzerhand ihre Tränen mit ihrem Pullover weg.

Chrisch: »Wusste oder weiß deine Mutter eigentlich um dieses Thema?«

Fenja nickt

»Indirekt, glaube ich zumindest. Ich habe es ihr nie gesagt, aber ich denke, dass sie alles gegeben hat, um das bei uns Kindern wieder auszugleichen. Wenn ich Papa wieder mal einen Brief geschrieben hatte, hat sie sich Zeit genommen. Wir haben ihn uns zum Beispiel gegenseitig vorgelesen oder sie hat mir gesagt, wie stolz sie auf mich ist und dass sie dafür sorgt, dass er ihn auf jeden Fall liest.«

»Verstehe. Das klingt liebevoll und aufmerksam. Aber Papa ist eben Papa …«

Fenja: »Genau, ich hätte einfach mehr von ihm gebraucht.«

»Ist noch etwas wichtig an dieser Stelle, brauchst du noch einen Moment oder sollen wir einen Schritt weiter gehen und das alles in einen größeren Zusammenhang bringen?«

»Klar, lass uns weitermachen, ich bin neugierig, wie es weitergeht.«

Bella: »Ich vermute, dass du dir das fast schon denken kannst. Es ist deutlich geworden, wie die Antreiberin entstanden ist, was sie ausmacht und wofür sie gut ist.«

Fenja: »Wie würdest du denn formulieren, wofür sie gut ist?«

»Deine Antreiberin sorgt dafür, dass du dich sehr anstrengst, um Anerkennung zu bekommen, gesehen und beachtet zu werden. Wie sieht denn dein Vater deine Berufswahl und deine Selbstständigkeit?«

Fenja schmunzelt und schüttelt leicht den Kopf.

»Sehr gute Frage, denn ist es fast so wie früher. Also, er ist schon sehr, sehr stolz, dass ich Architektin bin und mich mit Yvonne selbstständig gemacht habe, keine Frage. Ich glaube, er hat sogar fast vor Stolz geweint, als ich ihm gesagt habe, dass ich Architektur studieren möchte. Aber er schafft es auch heute noch, mir das Gefühl zu geben, dass es noch besser geht. Durch Kleinigkeiten. Vor kurzem hat er mich zum Beispiel gefragt, wann wir die ersten Leute einstellen. Versteht ihr? Also er ist komplett stolz auf mich, aber durch diese Frage gibt er mir das Gefühl, dass wir jetzt irgendwie wachsen sollen, damit wir Leute einstellen. Dabei geht es für Yvonne und mich genau darum, eben nicht grenzenlos zu wachsen, wir wollen einfach zu zweit unser Ding machen. Ich glaube, deshalb ist meine Antreiberin auch so gnadenlos. Irgendwie geht es dann doch darum, von Papa noch toller gefunden zu werden.«

Chrisch: »Die eine wichtige Frage lautet dann, ob du glaubst, dass es jemals reichen würde.«

Fenja: »Das ist der Punkt. Ich denke nicht. Selbst wenn wir irgendwann 100 Mitarbeiter und mehrere Büros hätten, es würde immer noch etwas geben, das noch nicht erreicht ist.«

Bella: »Das ist eine sehr wichtige Erkenntnis, Fenja.«

»Ja?«

»Diese Antreiberin in dir hat doch richtig Energie, die ist wie mehrere Kraftwerke. Mit dieser Kraft kann sie alles andere in deinem Leben aus dem Weg räumen. Wenn dieser Weg aber gar kein Ende hat, musst du lernen, diese Kraft zu bändigen. Wenn du sie nicht bändigst, ist irgendwann nichts mehr da. Keine Beziehung, keine Freude, kein Genuss … Nichts außer Arbeit.«

»Aber wie bändige ich diese Kraft?«

»Mit deinem Verstand, deiner Vernunft. Aber bevor wir das vertiefen, würde ich Chrisch bitten, uns das alles zusammenzufassen. Das ist dann immer wie eine logische, zusammenhängende Kette.«

Chrisch: »Das mache ich sehr gern. Also, wir haben herausgefunden, dass du als Kind und Jugendliche deinen Vater sehr gebraucht und viel vermisst hast. Irgendwann hast du herausgefunden, dass du deinen Vater durch gute Noten in der Schule dazu bringen kannst, mit euch Zeit zu verbringen und schöne Dinge zu erleben. Da dir das Lernen schwergefallen ist, musstest du dich sehr anstrengen und dich selbst immer wieder antreiben und fordern. Das wiederum ging nur, indem du auf freie Zeit, Freunde, Hobbies und Partys verzichtet hast. Daraus ist eine Art Antreiberin in dir entstanden, die das Ziel hat, von deinem Vater gesehen und beachtet zu werden. Dein Vater wiederum war immer stolz auf dich, hat dir aber gleichzeitig das Gefühl gegeben, dass es noch besser geht, was die Antreiberin wiederum nur noch mehr motiviert hat. Das wiederum hat in deinem jetzigen Leben dazu geführt, dass du unter anderem eigentlich nicht mehr für Niklas als Beziehungspartnerin da warst. Die Antreiberin war lange Zeit dazu übergegangen, seine Bedürfnisse zu ignorieren oder zu entwerten, um weiter durchzuziehen. Durch Niklas eigenes Thema der emotionalen Abhängigkeit zu dir wiederum hat er sich auf Affären eingelassen, weil er sich einsam und wertlos gefühlt hat. So ungefähr?«

Fenja: »Uff … Das klingt schon heftig. Aber wahr. So ist es einfach.«

Bella: »Verstehst du jetzt dein schlechtes Gewissen, wenn Niklas dir gesagt hat, dass er dich braucht?«

Fenja: »Ich denke schon. Ich wollte nicht sehen oder wahrhaben, was ich da tue. Und deswegen sollte es schnell weg.«

Bella: »Das macht Sinn, oder?«

Fenja: »Ja, aber was mache ich denn jetzt mit diesem Wissen und diesen Zusammenhängen?«

Bella und Chrisch lachen kurz.

Chrisch: »Verzeih bitte, aber das ist mit Abstand die häufigste Frage, die wir in diesen Situationen zu hören bekommen. Tun? Nichts, erst einmal. Also, falls du etwas Praktisches meinst. Ich sage es mal so: Wir haben heute sehr viel aufgedeckt. Wir haben etwas ins Bewusstsein geholt, das bisher unbewusst gewirkt hat. Dir sind diese Zusammenhänge jetzt deutlich und dadurch kannst du ab jetzt darauf achten und es sehr wahrscheinlich anders machen.«

»Okay, das verstehe ich und ich gebe dir Recht. Ich denke und hoffe, dass das jetzt nicht mehr so ablaufen wird. Was meintest du denn dann noch mit dem Vertiefen, Bella?«

»Das schließt an das an, was Chrisch gerade gesagt hat. Um es mit einem Bild zu sagen, geht es jetzt darum, deine Antreiberin nicht mehr frei in dir rumlaufen zu lassen, sondern eine Aufmerksamkeit für sie zu entwickeln und dich zu fragen, wo die Grenze ist. Sie ist eine sehr wertvolle Ressource, die du nutzen kannst. Es ist doch außerordentlich nützlich, sie in dir für die Arbeit zu haben. Die Frage ist nur, wo du für sie die Grenze setzt. Das wirst du zu Beginn ganz bewusst machen müssen.«

Fenja: »Verstehe, das fühlt sich gut an. Ich finde es irgendwie cool, sie wie eine Ressource zu sehen und gleichzeitig kann ich bewusst bestimmen, wie weit ich sie einsetze.«

Chrisch: »Ganz genau. Das Schwierigste wird in der Anfangszeit sein, zu bemerken, wenn sie das Ruder in die Hand nimmt und alles andere wegschiebt. Wenn es dir nicht auffällt, kannst du sie nicht lenken.«

»Stimmt.« Fenja lächelt. »Ich hatte spontan das Bild von einem Supersportwagen ohne Fahrer vor Augen. So ein Fahrzeug, das mit Vollgas und ohne Fahrer durch die Gegend fährt …«

Bella lacht: »Da sage ich nur, alle runter von der Straße!«

Chrisch: »Wie ist dir, Fenja?«

»Ich fühle mich gerade richtig erschöpft. Diese Sitzungen sind wirklich sehr tiefgreifend für mich und erkenntnisreich und anstrengend.«

Chrisch: »Das ist ganz normal. Schau, was du dir heute noch Gutes tun kannst. Jetzt ist Feierabend.«

Interview

Neugier: »Mich hat diese Sitzung heute sehr mitgenommen.«

Bella: »Jetzt bin ich neugierig. Was ist passiert?«

Neugier: »Das ist das erste Mal in dieser Paartherapie, dass ihr über Lebensgeschichte gesprochen habt, oder?«

Chrisch: »Ja, das stimmt wohl.«

Neugier: »Mich hat Fenjas Geschichte berührt und gleichzeitig etwas erschrocken, wie etwas, das schon so lange her ist, in der Gegenwart wirkt. Fenja ist jetzt ja immerhin 31 Jahre alt.«

Chrisch: »Hast du auch Fragen dazu?«

Neugier: »Ist das immer so? Spielt unsere Vergangenheit eine so weitreichende Rolle in unserem Leben?«

Bella: »Mit Sicherheit. Die Frage ist, an welchen Stellen es Auswirkungen gibt und welche Konsequenzen damit einhergehen.«

Neugier: »Geht es konkreter?«

»Es kommt bei dieser analytischen Arbeit immer auf den Kontext an, in dem sie stattfindet. Du kannst dich immer fragen, ob etwas mit deiner Kindheit und deinen Eltern zu tun haben kann. Und du wirst wahrscheinlich immer etwas finden. Die Frage ist, ob wir das, was wir finden, auch für uns nutzen können.«

Neugier: »Wusstet ihr das vorher schon, also dass es für Fenja mit ihrer Antreiberin um etwas aus ihrer Lebensgeschichte geht?«

Chrisch: »Wissen bestimmt nicht. Wir hatten eine starke Vermutung.«

Neugier: »Woher kommt diese Vermutung?«

Bella: »Fenjas Antreiberin ist sehr stark. Und Fenja hatte kaum ein Bewusstsein, eine Aufmerksamkeit für diesen Teil ihrer Persönlichkeit. Sie wirkte diesbezüglich sehr unbewusst. Das legt die Vermutung nah, dass es um die eigene Lebensgeschichte geht. Um etwas sehr Weitreichendes, das unbewusst geschieht.«

Chrisch: »Die Frage nach den Eltern ist immer ein guter Einstieg, ein guter Versuch. Es hätte auch etwas anderes aus ihrer Vergangenheit sein können.«

Neugier: »Mir hat gefallen, dass ihr mit den Eltern so neutral umgegangen seid. Ich hatte die Idee, dass es darum geht, ihre Eltern im Nachhinein zu kritisieren oder schlecht zu machen.«

Bella: »Ja, das denken und befürchten viele. Es kann in bestimmten Situationen wichtig sein, dass Verhalten der Eltern zu hinterfragen und Partei für die Klienten zu ergreifen. In erster Linie geht es aber darum, sich selbst und das eigene Verhalten im Kontext der eigenen Geschichte zu verstehen.«

Chrisch: »Aus diesem Grund haben wir Fenja darin unterstützt, diesen Zusammenhang im Sinne ihrer Beziehung zu Niklas zu verstehen.«

Neugier: »Fenja war heute sehr klar und fast selbst schon therapeutisch.«

Bella: »Es gibt da ein schönes Bild von einem anderen Therapeuten. Die Idee ist, dass eine Therapie vergleichbar mit der Situation ist, einen Ball einen Berg hochzurollen.«

Neugier: »Das ist sicher nicht so einfach. Wenn man es noch nicht so gut raushat, wird der Ball immer wieder den Berg zurückrollen, oder?«

Bella: »Genau. In der Therapie geht es darum, diesen Ball so lange immer wieder den Berg hinaufzurollen, bis er über die Spitze kommt und dann von selbst in das nächste Tal rollt. Dass der Ball dann von allein herunterrollt, ist der Moment, in dem es Klick macht. Es läuft dann wie von selbst in der Therapie. Fenjas Ball rollt im Moment ganz gut den Berg runter.«

Neugier: »Ein schönes Bild. Ihr seid also immer geduldig dabei und unterstützt, motiviert, tröstet auch vielleicht, solange, bis der Ball über den Berg ist?«

Chrisch: »Genau. Und manchmal wartet danach auch gleich der nächste, neue Berg.«

Fortschritte

In den folgenden Wochen beschäftigen sich Fenja und Niklas intensiv mit ihren Einzelthemen. Beide machen gute Fortschritte, die sich deutlich auf ihre Beziehung auswirken. Beide verabreden sich immer häufiger, um Zeit miteinander zu verbringen. Zum Beispiel an diesem Abend.

Niklas öffnet die Tür.

»Hey, da bist du ja!«

Fenja lächelt und geht auf Niklas zu.

Dieser lächelt und öffnet die Arme. Beide umarmen und küssen sich.

Fenja: »Wow, es riecht ziemlich lecker nach Essen, oder?«

»Ja, ich habe mir Mühe gegeben. Ich freue mich schon den ganzen Tag auf dich und unseren Abend.«

Niklas nimmt Fenja die Jacke ab und beide gehen Richtung Küche.

»Huch, das sieht aber schön aus. Echte Kerzen und die guten Gläser? Da hat sich der feine Herr ja wirklich richtig Mühe gegeben.«

Niklas lächelt und schüttelt amüsiert den Kopf.

»Der feine Herr serviert gleich auch noch einen Cocktail.«

Während Niklas den Cocktail zubereitet, stellt sich Fenja hinter ihn, fasst an seine Arme und lehnt sich mit ihrem Gesicht an seinen Rücken.

Niklas hält einen Moment inne und schließt die Augen. Er atmet durch, öffnet die Augen wieder und dreht sich langsam um.

Fenja sieht ihn neugierig an.

»Fenja, das ist total schön gerade. Ich bin glücklich, dass du hier bist.«

Fenja lächelt.

»Schön und gut, aber jetzt will ich meinen Cocktail!«

Niklas lacht und dreht sich wieder um.

Fenja setzt sich an den Küchentisch und lässt ihren Blick schweifen.

»Ich denke gerade, dass mir das gefällt. Das hast du schön gemacht, es fühlt sich besonders an.«

»Ja, es hat auch Spaß gemacht. Ich habe schon heute Nachmittag angefangen. Und dabei ist mir aufgefallen, dass es Zeit braucht.«

»Wie meinst du das?«

»Na ja, als wir gestern telefoniert und uns verabredet haben, wollte ich, dass es ein schöner Abend wird. Ich bin dann innerlich durchgegangen, wie ich es haben möchte und habe dann einen Plan gemacht. Und der Tisch und das Essen sind sozusagen das Ergebnis des ganzen Tages. Ich habe alles diesem Moment jetzt untergeordnet. In der Schule hätte ich mich noch um meine Klasse kümmern können und da war ein Kollege, der mich um Hilfe gebeten hat. Tom hat sich gemeldet und wollte mit mir zusammen etwas an seinem Auto reparieren, meine Eltern haben sich auch gemeldet und wollten uns heute einladen. Habe ich alles abgelehnt. Ich habe die ganze Zeit nur daran gedacht, die Kerzen zu besorgen, die perfekten Zutaten einzukaufen und selbst auch entspannt und nicht gestresst zu sein. Denn mein Tagesziel war ein schöner Abend mit dir.«

Niklas dreht sich mit den Cocktails in den Händen um und strahlt über das ganze Gesicht.

»Warum guckst du so nachdenklich? Stimmt was nicht?«

»Ganz im Gegenteil. Ich habe gerade nur ganz viel begriffen.«

»Was denn?«

Fenja lächelt.

»Das erzähle ich dir nach dem wahrscheinlich ziemlich leckeren Essen. Und jetzt endlich her mit dem Cocktail!«

Nach dem Essen gehen beide mit einem Glas Wein ins Wohnzimmer. Niklas setzt sich auf die Couch und Fenja legt sich hin, sodass ihr Kopf auf seinem Oberschenkel liegt.

»Was war denn los vorhin, als du so nachdenklich ausgesehen hast?«

»Als du von deinem Tag erzählt hast, ist mir bewusst geworden, dass ich mir Zeit nehmen muss für uns. Du weißt ja, ich arbeite viel an meiner Antreiberin und die will immer nur vorankommen. Und du hast vollkommen recht. So einen schönen Abend vorzubereiten beinhaltet, sich wirklich Zeit zu nehmen und dem Ganzen Priorität zu geben. Für mich hast du sehr bildlich erzählt, wie du allen quasi nein gesagt hast. Viele Menschen wollten etwas von dir, aber du hattest das Ziel, uns einen schönen Abend zu bereiten. Da habe ich begriffen, dass ich das auch lernen möchte.«

»Ich habe heute auch etwas Wichtiges gelernt.«

»Echt?«

Fenja drückt sich kurz hoch, um einen Schluck Wein zu nehmen.

»Heute war viel der kleine Niki da. Der hat dich wirklich sehr gern, und dem war es sehr wichtig, dass du dich wohl fühlst und alles so ist, wie du es magst. Aber früher war es irgendwie so, dass sein Leben davon abhing. Heute war ich gelassen und konnte ihm Sicherheit geben, dass es nicht um sein Leben geht. Eigentlich ist es ganz einfach, aber schwer zu beschreiben… «

»Du meinst, früher wärst du davon abhängig gewesen, wie ich reagiere, oder? So nach dem Motto, wenn mir das Essen nicht so richtig schmeckt, ist die Beziehung vorbei, oder?«

»Ja, so ziemlich. Heute war es mir wichtig, dass es schön wird, aber es hätte ja auch schief gehen können. Irgendwas. Wir streiten, der Cocktail schmeckt nicht oder es ist angespannt. Aber das hätte meine Mühe nicht gemindert, egal was passiert, egal wie es ausgegangen wäre, habe ich heute Freude und Stolz empfunden, mich um diesen Abend zu kümmern.«

»Ich finde das ziemlich beeindruckend, ich bin stolz auf dich. Nicht nur wegen des Abends … Und sieh nur, wie wir jetzt über uns sprechen! Die Antreiberin, der kleine Niki …«

»Ja, ich finde das mega hilfreich. Seit ich das mit den Anteilen weiß, komme ich viel besser mit mir selbst zurecht. Ich fühle mich stärker und klarer.«

»Mir geht es ganz ähnlich. Ich erschrecke aber auch immer wieder, wie sehr ich meine Antreiberin auf den Chef-Sessel gesetzt habe. Die hätte fast alle verdrängt und wäre Alleinherrscherin geworden.«

»Ich finde, wir haben voll gut die Kurve bekommen.«

»Ja, das stimmt. Aber vergiss nicht die ganze Arbeit in der Paartherapie. Ohne die wären wir nicht hier.«

»Auf jeden Fall. Und wo wir gerade darüber sprechen. Hast du schon gesehen, dass Bella und Chrisch uns geschrieben haben? Sie denken, dass es an der Zeit ist, dass wir wieder zu viert arbeiten. Wie meinst du?«

»Ich merke, dass ich mit meinen Einzelthemen gut zurecht komme. Ich wäre dabei.«

»Okay, dann schreibe ich den beiden morgen und koordiniere das mit dem Termin.«

Paartherapie: Die Teile setzen sich zusammen

Chrisch: »Schön, dass wir uns wieder zu viert sehen.«

Niklas: »Ich freue mich, hier zu sein. Es gibt viel Positives zu berichten.«

Bella: »Ja, man sieht es euch an. Es war also eine gute Entscheidung, mit euch erst mal allein zu arbeiten?«

Fenja: »Auf jeden Fall. Durch die Sache mit der Antreiberin und dem Benennen der eigentlichen Themen sind wir richtig dabei, uns zu entwickeln. Wir gehen jetzt ganz anders miteinander um und führen auch völlig neue Gespräche. Wenn wir zum Beispiel über meine Antreiberin sprechen, ist es so, als würden wir über eine dritte Person sprechen. Das fühlt sich manchmal ein bisschen verrückt an, aber macht es auch einfacher, sich nicht sofort angegriffen zu fühlen.«

Bella: »Irgendwann wird es dir gar nicht mehr auffallen. Dann seid ihr ja schon richtig am Integrieren.«

Fenja: »Integrieren? Was meinst du damit?«

Bella: »Mit Integration meinen wir, dass ihr etwas einbezieht. Wenn wir mit etwas Schwierigkeiten haben, neigen wir oft dazu, diese Schwierigkeiten zu verdrängen.«

Info: Integration

Integration ist das Gegenteil von Verdrängung. Anstatt etwas von uns fernzuhalten, nicht daran zu denken, nehmen wir es bewusst zu uns. Das setzt voraus, dass wir ein für uns schwieriges Thema akzeptieren können. Damit übernehmen wir die Verantwortung, die Zuständigkeit für uns selbst. Wichtig dabei ist, dass wir es nicht bei der Akzeptanz belassen, sondern nach Möglichkeiten suchen, mit unserem Thema aktiv und bewusst umzugehen. So wird Integration ein innerer Vorgang, bei dem wir verschiedene Aspekte unserer Persönlichkeit miteinander verbinden können. Wenn uns dies gelingt, erfahren wir uns selbst als stabil und zusammenhängend, auch wenn es um belastende oder schwierige Themen geht. Unser Leben erscheint uns als sinnvoll, folgerichtig und verständlich. Wir können unsere Persönlichkeit verändern und neue Fähigkeiten entwickeln, um mit uns selbst und den Herausforderungen des Lebens umzugehen.

Chrisch: »In deinem Fall, Niklas, wäre das zum Beispiel die emotionale Abhängigkeit. Erinnerst du dich daran, wie es war, bevor wir daran gearbeitet haben?«

Niklas: »Natürlich. Es war sehr belastend und unangenehm für mich. Ich gebe euch Recht, ich habe die ganze Zeit versucht, sie loszuwerden, sie nicht zu fühlen.«

Bella: »Umgangssprachlich sagen wir dann, dass wir versuchen, etwas zu verdrängen oder etwas abzuspalten. Oder nimm deine Antreiberin, Fenja. Wie war es, als du sie das erste Mal richtig gespürt hast, als du auf dem Stuhl so losgelegt hast?«

Info: Verdrängung

Verdrängung ist ein überlebenswichtiger, innerer Mechanismus, der uns vor negativen Gefühlen, Gedanken und Erinnerungen schützt. In vielen Fällen kann es sinnvoll sein, etwas zu verdrängen, weil es uns hilft, unseren Lebensalltag zu bestreiten. In diesen Fällen ist Verdrängung wie eine Art Schutzschild, mit dem wir unangenehme Dinge von uns fernhalten. Dieser Schutzschild kann verschiedene Formen annehmen. Manchmal geht es darum, dass wir bestimmte Gedanken stoppen und nicht weiterdenken. Manchmal ist Verdrängung aber auch wie eine Art Blindheit oder Nichtwissen, indem wir uns nicht erinnern oder etwas nicht erkennen. Dazu gehört auch, dass wir etwas nicht wahrhaben wollen oder uns selbst etwas einreden. Verdrängung ist wichtig und oft in Ordnung. Die Kunst ist zu erkennen, wann es sinnvoll ist, etwas zu verdrängen und wann nicht. Wenn wir zum Beispiel einen eigentlich wichtigen Teil unserer Persönlichkeit, unseres Erlebens oder Verhaltens verdrängen, kann dies sehr schwerwiegende und weitreichende negative Folgen haben. Sei es in Beziehungen, im Arbeitsleben oder in Bezug auf uns selbst.

Fenja: »Absolut unangenehm, es war mir peinlich und ich hätte sie gern sofort versteckt.«

Chrisch: »Indem wir hier gemeinsam diese Vorgänge als Anteile gerahmt haben, könnt ihr diese Themen anders wahrnehmen, anders über sie sprechen und innerlich mit ihnen umgehen. Daraus entsteht etwas, das wir Regulation nennen. Wenn wir lernen, uns zu regulieren, sind wir in der Lage, uns innerlich selbst zu beruhigen oder etwas technischer gesagt, uns zu managen.«

Niklas: »Verstehe, Integration ist das Gegenteil von Leugnen oder Verdrängen. Für mich ist da jetzt der kleine Niki, um den ich mich kümmern kann. Als ich den Abend für Fenja und mich vorbereitet habe, war er viel da mit seinen Ängsten und Zweifeln. Ich konnte mich wirklich um ihn kümmern, ihn beruhigen, ihm Zuversicht und Sicherheit geben.«

Fenja: »Und ich lerne immer noch sehr viel über meine Antreiberin. Ich werde besser darin, sie zu begrenzen und positiv aufzupassen, dass sie nicht mein ganzes Leben in die Hand nimmt.«

Bella: »Ich habe mich gefragt, Fenja, wo denn eigentlich deine kleine Fenja ist?«

Fenja klatscht aufgeregt in die Hände, sodass alle sie ansehen.

»Ha! Endlich! Großartig, Bella, hättest du es nicht angesprochen, hätte ich wieder vergessen, es zu erzählen.«

»Jetzt sind wir, glaube ich, alle gespannt.«

»Chrisch hat mal gesagt, dass ich Hunger auf das Leben habe, als ich wirklich Hunger bekommen hatte. Ich habe das in dem Moment nicht verstanden. Aber letztens habe ich versucht, mir die kleine Fenja vorzustellen, weil ich das bei Niklas wirklich total genial finde, dass er jetzt einen kleinen Niki hat. Also habe ich die Augen geschlossen und versucht, sie mir vorzustellen. Dann konnte ich sogar anfangen, sie in mir zu sehen. Genau in diesem Moment war wieder dieser Hunger da. Ich verstehe das nicht, könnt ihr mir das erklären?«

Bella: »Was hast du gefühlt, als du angefangen hast, sie zu sehen?«

»Da war so eine Sehnsucht und das Gefühl, dass ich sie zwar sehe, aber gar nicht spüren kann, so als wäre sie nicht da.«

»Da hast du doch schon deine Erklärung.«

Fenja zieht ein wenig den Kopf zurück.

»Könnt ihr mir helfen? Ich stehe irgendwie auf dem Schlauch.«

Chrisch: »Ich versuche es mal. Ich hatte zu Beginn den Eindruck, dass du eigentlich nur arbeitest. Das kann sich einerseits gut anfühlen, aber es bleibt auch etwas auf der Strecke. Nennen wir es Lebendigkeit. Im Sinne von Spaß, Abenteuer, Entspannung, Müßiggang, Genuss. Ich wollte dir damit sagen, dass du wahrscheinlich eher darauf Hunger hast als auf tatsächliche Nahrung.«

Fenja: »Aber was hat das mit der Kleinen zu tun?«

»Als Erwachsene sind wir alle doch ziemlich langweilig. Wir bestreiten unseren Lebensalltag mit einer gigantischen Menge an Anforderungen. Wir arbeiten, putzen, kochen, kaufen ein und gehen zweimal im Jahr zum Zahnarzt. Alles wichtig, keine Frage. Der ganze Spaß, die Aufregung, das Abenteuer, Mitgefühl, Humor und noch viel mehr kommen viel eher aus unseren kindlichen Anteilen.«

Niklas: »Interessant. Einerseits finde ich das eine sehr gewagte Aussage, weiß allerdings auch nicht, warum, und andererseits freue ich mich irgendwie darüber.«

Fenja: »Mir geht es ähnlich.«

Chrisch: »Verstehst du das mit dem Hunger denn jetzt besser?«

»Ja, auf jeden Fall. Ich kann dir nur recht geben. Ich habe nur noch gearbeitet, mein ganzes Leben damit gefüllt und alles andere ignoriert.«

Bella: »Erinnerst du dich daran, dass du dir vorgenommen hast, wieder mehr die entspannte, lustige und liebe Fenja zu sein?«

»Na klar, das geht mir im Moment eigentlich auch nicht schnell genug.«

»Dann schau doch mal, ob du die Kleine, die du gesehen hast, mehr in dein Leben holen kannst.«

Fenja: »Aber wie mache ich das denn?«

Chrisch: »Du denkst an sie und fragst dich, was sie gerne mag. In Bezug auf alles. Also, Aktivitäten, Essen, Trinken, Kleidung, Bücher, Filme, Serien, Werte, alles, was dir einfällt. Und wenn du etwas findest, dann tust du es oder ihr macht es zusammen. Der kleine Niki ist ja auch noch da.«

Fenja sieht vorsichtig zu Niklas.

»Ich hätte da eine Idee, trau mich aber nicht zu fragen.«

Niklas: »Ich bin da, du kannst mich alles fragen.«

Fenja wird ein wenig rot.

»Na gut. Würdest du mit mir nach der Sitzung eine Pommes essen gehen? Ich weiß auch schon den Laden. Und dass ich eine Dosen-Cola dazu möchte.«

Niklas: »Auf jeden Fall. Ich habe jetzt schon die ganze Zeit Hunger.«

Fenja: »Und wisst ihr was? Nach der Sitzung war ich eigentlich mit Yvonne verabredet, um an einer Präsentation zu arbeiten. Das sage ich ab. Ich möchte den Rest des Tages mit Niklas verbringen.«

Bella: »Und seht ihr, da integriert ihr schon wieder. Es ist wichtig zu lernen, all das wahrzunehmen und in euer Leben zu holen. Die erwachsene Fenja könnte jetzt ja sagen, Pommes und Cola sind ungesund, das Gespräch mit Yvonne ist wichtiger und so weiter und so fort. Aber es geht eben darum, alles einzubeziehen, was wir sind, und zu lernen, mit allem ein Gleichgewicht zu finden. Immer nur Pommes und Cola ist ungesund. Immer nur arbeiten und alles andere ignorieren aber auch. Interessant wird es, wenn wir lernen, diese Dinge zu vermischen, ein Gleichgewicht herzustellen.«

Niklas: »Ist das auch so mit dem kleinen Niki?«

Bella: »Natürlich. Dem kleinen Niki ist doch wichtig, wie es Fenja geht und wie sie reagiert. Im Kern ist das ein Teil deiner Beziehungsfähigkeit …«
Chrisch: »Nehmt doch die Pommes. Wie schmecken sie ohne Salz? Genau … Fad, langweilig. Wie schmecken sie mit zu viel Salz? Ungenießbar. Wenn der kleine Niki nicht da ist, könnte dir doch alles egal sein, Niklas. Und wenn er nur da ist, ist nichts genug. Also geht es um den Weg der Mitte. Einerseits kümmerst du dich um den kleinen Niki, bist da für ihn und versorgst ihn. Und andererseits ist da Fenja, von der er etwas bekommt. Wenn das im Gleichgewicht ist, geht es euch gut, fühlt ihr euch wohl.«
Fenja lacht.
»Das ist super hilfreich. Wichtige Anteile mit Salz und Pommes vergleichen. Ich glaube, ich verstehe genau, um was es geht. Und wenn ich ehrlich bin, weiß ich schon, was die kleine Fenja möchte. Ich habe mir nur angewöhnt, es zu ignorieren, nicht hinzugucken, es als unwichtig zu sehen.«
Bella: »Es ist wichtig zu verstehen, dass wir das von uns selbst aus tun. Wir können entscheiden, dass wir diese Bedürfnisse, Anteile in unser Leben integrieren. Wenn wir das in der richtigen Weise tun, ist es ein großer Gewinn an Lebensqualität, Freude und Zufriedenheit.«
Fenja: »Dann könnte ich doch aber auch sagen, dass ich einen wütenden Anteil habe, oder? Einen Anteil, der richtig sauer auf das ist, was passiert ist, was Niklas getan hat, oder?«
Chrisch: »Natürlich. Es wäre merkwürdig, wenn dieser Anteil nicht da wäre.«
Fenja: »Wie integriere ich den denn?«
Chrisch: »Es klingt vielleicht merkwürdig, aber erst einmal, indem du ihn zulässt und wahrnimmst. Den Rest wirst du herausfinden müssen.«
Fenja schnauft und lächelt.
»Na toll … Aber das ist schon ein richtiger Punkt. Ich will das alles immer gern wegmachen. Und oft denke ich, dass es sich dann irgendwie staut und so geballt aus mir rauskommt.«
Chrisch: »Guck mal, das ist schon ein sehr guter Anfang. Die meisten von uns stauen ihre Wut, bis sie herausplatzt. Das kann dann in der

entsprechenden Situation manchmal unangemessen, zu viel sein. Deine Wut immer dann zu bemerken, wenn sie da ist und sie nicht runterzuschlucken, ist ein großer Schritt. Viele fragen, was sie tun sollen. Aber fragst du das auch, wenn du bemerkst, dass du Niklas gern hast? Ich habe Niklas so gern, was tue ich jetzt nur?«

Alle lachen.

Fenja: »Ich denke gerade, dass es mir helfen wird, meine Gefühle in Anteilen wahrzunehmen. Du hast komplett recht, bei vielen anderen Gefühlen frage ich mich nicht, was ich jetzt tue, weil ich sie fühle.«

Bella: »Wut ist zum Beispiel wichtig, wenn wir etwas nicht wollen. Wenn sie direkt da ist, sind wir vielleicht energisch, bestimmt und können für unsere Grenzen eintreten. Das hat dann nichts mehr mit diesem Platzen, Aufregen oder Schimpfen zu tun. Wir sind dann eher klar und deutlich.«

Niklas: »Das ist interessant. Bei der Arbeit gelingt mir das ganz leicht. Da ist es einfach für mich zu sagen, wo es langgeht, was geht und was nicht. Und alle nehmen das auch ernst.«

Bella: »Genau, wenn wir einen guten Kontakt zu unserer Wut haben, sind wir orientiert und klar. Und das wird meistens nicht infrage gestellt.«

Fenja: »Bei der Arbeit kann ich das auch, aber ich hätte das nicht mit Wut in Verbindung gebracht.«

Chrisch: »Ist aber so.«

Niklas: »Okay, ich denke, dass wir nicht mehr viel Zeit haben, und deswegen möchte ich noch etwas Wichtiges ansprechen.«

Bella: »Hm, was denn?«

Niklas sieht zu Fenja.

»Ich wünsche mir, dass du zurückkommst. Ich will mit dir wieder zusammenleben.«

Fenja lächelt.

»Lustig, ich wollte es heute auch ansprechen. Ich möchte auch wieder mit dir zusammenleben.«

Niklas steht auf und öffnet die Arme. Fenja steht auch auf und beide umarmen sich einen Moment. Als beide wieder sitzen, sieht Fenja abwechselnd zu Bella und Chrisch.

»Was denkt ihr darüber?«

Chrisch: »Ich freue mich für euch und es scheint sich stimmig anzufühlen. Ich denke, dass es euch guttun wird. Aber bleibt weiterhin offen. Wenn ihr merkt, dass es auf irgendeine Weise noch zu früh ist, verändert ihr es wieder. Es geht im Moment vor allem darum, dass ihr Situationen miteinander erlebt, die für euch angenehm sind.«

Fenja: »Das klingt gut. Wir bleiben offen und schauen, wie wir uns damit fühlen … Ich habe aber eine Bedingung.«

Niklas: »Okay, welche denn?«

»Ich fand den Abend total schön letztens und ich möchte, dass wir das beibehalten. Ich möchte für den Anfang, dass wir es abwechselnd einmal pro Woche machen, dass entweder du oder ich für einen schönen Abend zuständig sind. Ich möchte auch, dass es mehr wird. Aber dafür muss ich mit Yvonne ein paar Dinge besprechen, denn ich werde in Zukunft anders und damit auch hoffentlich weniger arbeiten. Was denkst du?«

»Ich finde, dass das eine sehr gute Idee ist. Ich freue mich darüber. Ich denke, dass es wichtig ist, dass wir diese Dinge bewusst angehen, sie planen und eine Art Ritual daraus machen. Alle sollen wissen, dass sie sich zum Beispiel am Dienstag gar nicht erst melden müssen für eine Abendaktivität, weil wir da miteinander verabredet sind.«

Chrisch: »Eure Aufgabe im Moment ist, euer Beziehungskonto mit angenehmen und schönen Momenten zu füllen.«

Bella: »So, ich denke, die Zeit für Pommes und Cola ist gekommen.«

Interview

Neugier: »Ihr habt heute alles miteinander verbunden.«

Bella: »Genau. Wir haben alles eingesammelt und daraus etwas Ganzes gemacht, etwas Neues.«

Neugier: »Macht ihr das immer so?«

Bella: »In einem Fall wie diesem, ja. Zu Beginn ist es immer wie ein verwirrendes Knäuel. Wir nehmen es auseinander und setzen es neu zusammen.«

Neugier: »Das klingt technisch.«

Chrisch: »In gewisser Weise ist es das auch. Wir als Therapeuten sagen zu Beginn, dass ein Paar miteinander verstrickt ist. Und durch diese Verstrickung ist überhaupt nicht klar, wer welches Thema hat und wie diese Themen ineinandergreifen.«

Bella: »Herauszufinden, um was es eigentlich geht, ist unsere Arbeit. Also vor allem zu versuchen, die Themen zu benennen. Wenn wir sie klären und benennen können, dann können wir auch an ihnen arbeiten.«

Neugier: »Das klingt einleuchtend, naheliegend.«

Bella: »Jeder denkt doch, dass es um die Affären geht. Wir müssen über die Affären sprechen, über das, was passiert ist. Aber darum geht es oft nicht. Es geht natürlich um den Schmerz, die Wut, die Trauer. Aber wenn ein Paar es schaffen möchte, müssen wir darüber hinausgehen. Das bedeutet, die eigentlichen Themen herauszuarbeiten.«

Neugier: »Mir ist noch nicht ganz klar, was ihr mit dieser Verstrickung meint.«

Chrisch: »Das ist eigentlich wie eine Art Baukasten. Angenommen, ich fühle mich schnell wertlos und du bist jemand, der offen anspricht, wenn etwas nicht passt. Wie werde ich mich fühlen, wenn ich mit dir zu tun habe? An einigen Stellen werde ich mich vielleicht wertlos fühlen, weil du mir etwas sagst. Angenommen, du erlebst häufig, dass du nicht ernst genommen wirst, dir nicht zugehört wird. Was wirst du erleben, wenn du mir etwas sagst? Genau, dass ich dir nicht zuhöre, dich nicht ernst nehme. Warum? Weil ich mich schützen will, um mich nicht wertlos zu fühlen.«

Bella: »So greifen beide Themen ineinander und ihr könntet euch bis in alle Ewigkeit Vorwürfe machen. Du machst nichts richtig, bist nichts wert und du zählst nicht, bist unsichtbar. So greifen eure Themen ineinander, ihr wärt verstrickt in eure Probleme.«

Neugier: »Zu benennen, wer welches Problem hat, erscheint dann sehr sinnvoll.«

Bella: »Ja, aber nicht nur das. Es geht auch darum, dafür die Zuständigkeit zu übernehmen. Es zu wissen ist ein erster guter Schritt. Um es aufzulösen, braucht es dann mehr. In unserem Fall mit Fenja und Niklas geht es um das Konzept der inneren Anteile.«

Chrisch: »Mit dem Konzept der Anteile können beide Verantwortung für ihre Themen übernehmen und an ihnen arbeiten.«

Bella: »Heute haben wir diese Einzelarbeit in der Beziehung wieder zusammengeführt.«

Neugier: »Aber wo kommt diese Verstrickung oder wie ihr gesagt habt, der Baukasten her?«

Bella: »Das kommt aus unserer Lebensgeschichte, wir bringen diese Themen mit in die Beziehung. Die meisten Paare denken, dass diese Verstrickung in der Beziehung entsteht, aber so ist es nicht.«

Neugier: »Ihr habt ja aber nur ein Mal mit Fenja über ihre Lebensgeschichte gesprochen.«

Chrisch: »Ja, augenscheinlich hat das auch schon gereicht. Bei den beiden hatten wir den Eindruck, dass es vielmehr um Lösungen, einen Umgang mit ihren Themen geht. Es gibt aber Fälle, da ist es ganz wichtig, die eigene Lebensgeschichte viel mehr zu beleuchten.«

Neugier: »Und wie entscheidet ihr das?«

Bella: »Indirekt entscheiden das unsere Klienten. Fenja und Niklas konnten direkt etwas mit der Idee von Anteilen anfangen. Deshalb gab es keine Gründe, stärker in die Analyse, die Lebensgeschichte einzutauchen.«

Neugier: »Das bedeutet, ihr habt direkt nach Lösungen mit den beiden geschaut. Und wenn das nicht funktioniert hätte, wärt ihr einen Schritt weiter gegangen, indem ihr mit den beiden intensiver ihre jeweiligen Lebensgesichte beleuchtet.

Chrisch: »Exakt.«

Neugier: » Was macht ihr, wenn das mit der Lebensgeschichte auch nicht funktioniert?«

Bella: »Das spielt keine Rolle, dann machen wir eben etwas anderes. Wichtig ist nur, dass ein Paar glaubt. Nicht im religiösen Sinn, sondern an sich selbst und uns. Solange ein Paar glaubt, haben wir sehr viele Möglichkeiten, einen funktionierenden Weg zu finden.«

Fenja und Niklas zeigen, was sie können

Nach der letzten Sitzung ist Fenja wieder direkt in die gemeinsame Wohnung mit Niklas gezogen. Beide verstehen sich gut und freuen sich über die gemeinsamen Fortschritte. Beide werden immer sicherer in ihrer Beziehung, sodass Niklas Affären kein Thema mehr sind. Durch die Veränderungen bei der Arbeit ist Fenja nun an zwei Nachmittagen in der Woche früher zu Hause, sodass sie gemeinsam Zeit verbringen können. An einem dieser Verabredungstage klingelt Niklas Telefon. Es ist Fenja.

Niklas: »Hey, ich bin gerade mitten in der Vorbereitung für heute.«

»Hey, deswegen rufe ich an. Hier ist eine echt tolle Anfrage reingekommen. Die müssten wir aber heute noch beantworten. Wäre es okay für dich, wenn ich heute später komme? Versteh mich nicht falsch, wir entscheiden das zusammen …«

Niklas überlegt einen Moment und lächelt dann.

»Verrückt, oder? Was wir jetzt für Gespräche führen? Du rufst an, damit wir eine Arbeitssache gemeinsam entscheiden. Und ich gehe nach innen und spreche dann mit dem Kleinen, ob das geht. Und ja, klar, mach nur … Dann bleibt mehr Pizza für mich.«

»Du hast Recht, das ist eine völlig neue Situation. Und vielleicht lässt du mir ein Stück übrig?«

Niklas lacht.

»Vielleicht. Bis später, viel Erfolg und liebe Grüße an Yvonne.«

»Gut, Liebster, bis später.«

Nachdem beide aufgelegt haben, nimmt sich Niklas ein Glas Wasser und setzt sich an den Küchentisch. Er sieht aus dem Fenster und beginnt ein inneres Gespräch mit dem kleinen Niki, für den es nicht leicht war, zuzustimmen.

›Was denkst du? Wir machen uns eine leckere Pizza und gucken so viele Folgen unserer Serie, wie wir wollen? Und dann kommt es uns bestimmt nicht mehr so lang vor, bis Fenja zu Hause ist.‹

Er steht mit einem Schmunzeln auf, nickt und macht sich an die Pizza. Die Serie ist etwas Besonderes, weil sie aus Niklas Jugend ist und er sie damals immer geguckt hat. Es geht um einen kleinen Jungen, der ohne Eltern aufwächst und unbedingt Freunde finden möchte. Nach einiger Zeit, Niklas hat es sich auf der Couch gemütlich gemacht, kommt eine Nachricht von Fenja.

»Hey, es ging schneller als gedacht. Ich bin schon unterwegs. Ist noch Pizza da?«

»Natürlich … Dann mache ich schon mal den Backofen an, bis gleich, ich freu mich …«

Nachdem Fenja zu Hause ist, setzt sie sich mit ihrer Pizza zu Niklas auf die Couch und beide sehen die Folge zu Ende, die Niklas gerade noch geschaut hat.

Fenja: »Du hattest heute echt Recht. Das war bemerkenswert. Als die Anfrage reinkam, war natürlich sofort meine Antreiberin zur Stelle, die alles und jeden zur Seite schieben wollte. Aber es ist mir aufgefallen und ich habe gedacht, dass es nicht in Ordnung ist, es einfach zu tun. Und da dachte ich mir, ich rufe dich an und wir entscheiden das zusammen.«

»Und das war total großartig für mich. Es war sofort der Kleine in mir da und der hatte gar kein gutes Gefühl und war enttäuscht. Aber ich konnte mit ihm sprechen und für ihn da sein. Und so war es kein Problem mehr. Und das zusammen zu entscheiden, hat sich wirklich schön angefühlt und mir Kraft gegeben.«

Fenja: »Ich denke, Bella und Chrisch würde gefallen, wie wir das gemacht haben.«

»Das denke ich auch. Und mir ist dabei heute auch noch etwas aufgefallen. Ich war in diesen Situationen sonst immer sofort bei mir und meinen Gefühlen. Aber heute konnte ich auch fühlen, dass ich stolz bin.«

»Worauf denn?«

»Ich bin stolz auf dich und deine Arbeit. Ich finde dich richtig gut und Yvonne auch. Ihr beide seid echt ein super Team.«

Fenja wird ein wenig rot, muss aber auch lachen.

»Jetzt mach aber mal halblang … Du … Fan-Boy …«

Niklas lacht laut auf, schnappt sich ein Kissen und drückt es Fenja ins Gesicht.

»Hier, du bekommst auch noch ein Fan-Kissen …«

Fenja krümmt sich vor Lachen, wischt das Kissen nach einigen Augenblicken weg und legt sich seinen Arm um die Schulter.

»So, noch eine Folge?«

Ende gut, alles …

Niklas: »Hast du die Mail von Bella und Chrisch gesehen?«

Fenja, die am Küchentisch sitzt, sieht zu Niklas auf, der gerade Kaffee kocht.

»Ja, das wollte ich auch gerade ansprechen. Was denkst du?«

»Na ja, die Therapie abschließen und ein letztes Gespräch? Hm, ich bin da irgendwie nicht ganz klar. Einerseits geht es uns gut, so gut wie noch nie, und andererseits …«

»Mir geht es genauso. Ich weiß nicht so recht, ob es der richtige Zeitpunkt ist. Also klar, wir waren jetzt zwei Monate oder so nicht mehr bei ihnen. Aber die Therapie zu beenden und das Ganze zu reflektieren, fühlt sich so endgültig an, als würde es kein Zurück geben.«

Niklas: »Genau, es fühlt sich dann so abgeschlossen an, so als könnten wir dann nie wieder mit ihnen sprechen.«

Fenja lacht.

»Du hast recht, so fühlt es sich an. Aber ich denke die beiden würden uns jetzt sagen, dass das Blödsinn ist, wir uns jederzeit melden können, wenn etwas ist.«

»Okay, dann schreibe ich ihnen und mache einen Termin aus?«

»Das klingt gut. Vielleicht in zwei Wochen? Da haben wir uns doch ein paar Tage mit wenig Arbeit eingeplant.«

»Sehr gut, dann kümmere ich mich um alles.«

Fenja: »Mal was anderes. Ich hätte Lust, Tom und Yvonne zu einem Abendessen bei uns einzuladen. Die beiden waren die ganze Zeit für uns da und hatten immer ein offenes Ohr für uns. Und ich würde mich gern bei ihnen bedanken. Allein schon dafür, dass sie keine Partei ergriffen haben. Yvonne hat mir immer zugehört und mich ernst genommen. Aber sie hat nie etwas gegen dich gesagt.«

Niklas: »Tom auch nicht. Er hat zugehört, mir gute Dinge gesagt, aber nie etwas gegen dich. Ich finde das eine sehr schöne Idee. Und die beiden kommen ja auch ziemlich gut miteinander zurecht.«

Fenja: »Wir können sie ja verkuppeln.«

Beide lachen.

Niklas: »Ja, wieso eigentlich nicht? Die beiden würden gut zusammen passen. Und Verabredungen würden dann viel leichter funktionieren. Zwei Freunde mit einem Termin, sozusagen.«

»Das wäre lustig. Und beim Spazierengehen würden Yvonne und ich immer vorweg gehen und Tom und du immer hinter uns mit ein wenig Abstand.«

»Genau, Tom und ich würden über Autos und Politik reden und du und Yvonne über Mode und Kochrezepte.«

Beide haben Tränen vor Lachen in den Augen. Fenja steht auf, sieht Niklas an und nimmt seine Hand.

Fenja: »Wir sind so doof und lustig …«

Niklas macht einen Schritt auf sie zu.

»Ja, oder?«

Beide nehmen sich lachend in den Arm.

Paartherapie: Auf Wiedersehen

Bella: »Da wären wir wieder. Ich freue mich, euch zu sehen.«

Niklas: »Ich bin ein bisschen aufgeregt. Es fühlt sich so offiziell an.«

Fenja: »Ja, genau, jetzt kommt das Abschlussgespräch und damit unsere Bewertung.«

Alle lachen.

Chrisch: »Ganz bestimmt nicht. Wir möchten einfach gern diese Phase der Paartherapie mit euch gemeinsam anschauen. Gucken, wie es zu Anfang war, wie es sich entwickelt hat und wie es jetzt ist.«

Bella: »Könnt ihr euch an den Anfang erinnern?«

Beide gucken einen Moment aus dem Fenster und denken nach.

Niklas: »Zu Beginn ging es mir überhaupt nicht gut. Es fühlt sich im Nachhinein so beengt oder beklommen an. Ich hatte große Ängste, Fenja zu verlieren und Schuldgefühle. Ich war ziemlich hilflos, wollte gern etwas tun, aber wusste gar nicht was.«

Bella: »Das hast du sehr eindrücklich beschrieben. Ich kann mich gut daran erinnern, dass du mir sehr hilflos und ohnmächtig vorkamst. Was ist bei dir aufgetaucht, Fenja?«

Info: Ohnmacht, Trauer & Angst

Ohnmacht entsteht, wenn wir erleben, dass wir keine Möglichkeit haben, unsere Situation zu verbessern oder die Dinge zu ändern, die wichtig für uns sind. Es kann sehr belastend sein, wenn wir erkennen, dass wir keine Kontrolle über wichtige Aspekte unseres Lebens haben. Dieser Kontrollverlust kann uns traurig machen, weil wir keinen Weg finden, diesen für uns unangenehmen Zustand zu verändern. Neben der Trauer können auch Ängste entstehen, dass diese Situation vielleicht nie endet oder auf jeden Fall zu unseren Ungunsten ausgeht. Trauer und Angst sind natürliche und gesunde emotionale Reaktionen darauf, dass wir uns in einer schwierigen oder belastenden Situation befinden, auf die wir keinen oder kaum Einfluss haben. Wichtig in dieser Situation ist, dass wir versuchen, nicht in diesen Gefühlen zu versinken und uns zu isolieren. Wenn wir Trauer und Angst in Anbetracht einer Lebenskrise erleben, ist es wichtig, dass wir Trost, Unterstützung und Zuversicht in anderen finden. Das können die eigene Familie und Freunde, aber auch professionelle Angebote in Form von Therapie, Seelsorge oder Selbsthilfegruppen sein.

»Ich habe mich als erstes an meine Wut erinnert. Die hat alles blockiert aus heutiger Sicht. Sie war das Einzige, was ich hatte. Und ich erinnere mich daran, dass das alles sehr weh tat. Das war wie ein Pendel. Auf der einen Seite dieser Schmerz und auf der anderen die Wut. Dazwischen bin ich hin und her gependelt.«
Chrisch: »Das hast du auch sehr eindrücklich beschrieben. Ich denke oft an die Sequenz zurück, bei der du rausgestürmt bist und wir dann einige Zeit auf der Bank gesessen haben.«

Info: Ohnmacht, Wut & Einsamkeit

Ohnmacht kann aber auch zu Wut führen. Anstatt zu fühlen, wie wenig Einfluss wir auf eine Situation haben, gehen wir innerlich einen anderen Weg. Indem wir wütend sind, erleben wir mehr eine Art der Kontrolle. Wir sind dann diejenigen, die es in die Hand nehmen. Wir können schimpfen, unser Gegenüber anklagen und vielleicht mit dem Finger zeigen. Unsere Wut zu zeigen kann auch eine Art Selbstschutz sein, weil es uns hilft, mit unserer Frustration umzugehen. Vielleicht zeigen wir unsere Wut auch, um unser Gegenüber einzuschüchtern. Vielleicht in der Hoffnung, dass etwas Bestimmtes nicht wieder passiert, sich nicht wiederholt. Wichtig in dieser Situation ist, dass wir nicht permanent wütend sind. Denn wir neigen dann dazu, alle anderen durch unsere Wut von uns fernzuhalten. Daraus wiederum kann Einsamkeit (sozial und innerlich) entstehen, die unser Erleben von Ohnmacht und Schmerz vergrößert. Auch in diesem Fall gilt: Wenn wir Wut und Einsamkeit in Anbetracht einer Lebenskrise erleben, ist es wichtig, dass wir Trost, Unterstützung und Zuversicht in anderen finden. Das können die eigene Familie und Freunde, aber auch professionelle Angebote in Form von Therapie, Seelsorge oder Selbsthilfegruppen sein.

Fenja wird ein wenig rot.

»Das ist mir ein wenig peinlich, wenn wir darüber sprechen.«

Bella: »Warum ist dir das peinlich? Ich finde daran gar nichts peinlich. So gesehen hat dir deine Wut ziemlich gut geholfen.«

»Ja, aber es ist mir irgendwie unangenehm, dass ich so unbeherrscht war.«

Chrisch: »Das sollte es nicht. Letztlich ist es doch ein Anteil, der dir helfen möchte. Unangenehm wird es doch erst, wenn du es bewertest.«

Bella: »Schau, Fenja, sieh es doch gleich direkt wie einen Anteil, so wie Chrisch es vorschlägt. Anstatt es zu bewerten und es dann zu verdrängen, weil es unangenehm ist, kannst du diese Seite von dir auch integrieren.«

Fenja: »Das klingt schlau. Da habe ich im Moment ja tatsächlich auch schon Übung.«

Bella: »Und das gleiche gilt auch für dich, Niklas. Frage dich, welche Anteile in dir da sind, wenn es um Trauer und Angst geht.«

Niklas: »Da habe ich eine Frage. Kann ich eigentlich auch mehrere Anteile haben? Wenn du das sagst, fühlt es sich so an, als wären das auch eher kindliche Anteile. Kann ich mehrere kindliche Anteile haben?«

Chrisch: »Hatten wir nicht darüber gesprochen? Also, ja, klar. Im Normalfall haben wir fünf bis fünfzehn Anteile in uns. Und die meisten von ihnen bilden sich in der Kindheit.«

Niklas: »Ja, gut, dann integriere ich die mit, wenn sie schon mal da sind.«

Bella steht auf, geht zum Regal mit den Arbeitsmaterialien, holt Papier und Stifte und verteilt diese an Fenja und Niklas.

Bella: »So ihr beiden, dann schreibt es bitte auf.«

Beide gucken sie fragend an.

Bella: »Na ja, Ohnmacht, Trauer und Angst bei Niklas. Und Ohnmacht, Wut und Einsamkeit bei Fenja. Darüber haben wir doch gerade gesprochen. So ging es euch zu Beginn, als wir hier losgelegt haben.«

Beide schreiben die Begriffe auf jeweils ein Blatt und sehen dann wieder zu Bella.

»Ja, und nun legt ihr die Blätter in den Raum. Die Idee ist, dass eine Art Zeitstrahl entsteht, auf dem wir nachvollziehen, was passiert ist.«

Beide legen die Blätter vor sich auf den Boden.

Chrisch: »Was denkt ihr? Was war der nächste wichtige Schritt?«

Fenja: »Für mich auf jeden Fall unsere Vereinbarung. Also die räumliche Distanz und uns während der Therapie nicht zu trennen.«

Niklas nickt.

»Das empfinde ich auch so, das war ein sehr wichtiger Schritt für uns. Es hat Sicherheit gegeben und durch die räumliche Distanz hat sich alles beruhigt. Obwohl es sich für mich schon wie eine Trennung angefühlt hat.«

Bella: »Dann schreibt es bitte in euren Worten auf.«

Fenja und Niklas überlegen einen Moment und schreiben dann gemeinsam ›Vereinbarung‹, ›räumliche Distanz‹ und ›Paartherapie‹ auf und legen das Blatt über das vorherige.

Chrisch: »Ich bin gespannt, was als nächstes kommt.«

Niklas: »Ich denke die Sitzung mit der Frage, oder?«

Fenja schreibt ›die Frage‹ auf ein neues Blatt.

Bella: »Was würdet ihr denn sagen, worum ging es da?«

Fenja: »Mir ist in Erinnerung geblieben, dass es darum ging, anzuerkennen, dass wir beide einen Anteil an der Situation haben. Vor allem für mich ging es darum, weil ich eigentlich immer nur wütend war und Niklas die ganze Schuld gegeben habe.«

Chrisch: »Es ging darum, eure Neugier für euren Eigenanteil und die Zuständigkeit dafür zu wecken.«

Niklas: »Dann schreiben wir die Frage und Neugier mit auf?«

Fenja: »Ja, gute Idee.«

Fenja schreibt die Begriffe mit auf das Blatt und legt es dann auf den Boden zu den anderen.

Fenja: »Ich finde den nächsten Schritt ganz wichtig, denn für mich hat Niklas alles in Bewegung gebracht, als er erzählt hat, wie es ihm in unserer Beziehung ging. Und wie abweisend ich mich verhalten habe.«

Niklas: »Ja, das war viel. Ich hatte intensiv darüber nachgedacht. Ich erinnere mich dazu auch an dieses Systembrett, auf dem wir die Situation symbolisch nachvollzogen haben. Das war sehr eindrücklich.«

Fenja: »Hm, aber wie schreiben wir das auf?«

Chrisch: »Also, ich weiß nicht, ob es hilft, aber Bella und mir kam es zu diesem Zeitpunkt so vor, als hätte Niklas angefangen, wirklich nach innen zu schauen und sich zu öffnen. Es ging nicht mehr darum, sich zu verteidigen oder Angst zu haben, sondern darum herauszufinden, was wirklich los war.«

Niklas: »Stimmt. Das hätte ich so gar nicht formulieren können. Dieser Druck war weg und ich konnte wirklich auf die Suche gehen, hinschauen und mich erinnern.«

Fenja verdreht die Augen und lächelt.

»Leute, schön und gut, aber wir brauchen eine Formulierung …«

Bella lacht auch.

»Ja, Leute, dann eben so etwas wie ›Niklas offenbart sich‹.«

Fenja und Niklas sehen sich an und lächeln.

Fenja: »Perfekt, das nehmen wir.«

Sie schreibt die Begriffe auf das Blatt und legt es auf den Boden.

Niklas: »Als nächstes erinnere ich mich an den Restaurantbesuch, der so schief gegangen ist. Im Endeffekt war das aber gut. Auch wenn die Situation schmerzhaft war.«

Fenja: »Echt? Wieso das denn? Diese Jasmin hat unseren Abend ruiniert …«

Niklas: »Ja, aber in der Sitzung danach ging es dann um das Vertrauensthema. Und da hast du das erste Mal verstanden, dass ich das bei dir nicht wiederherstellen kann, sondern du dich dafür entscheiden kannst.«

Fenja: »Stimmt, beeindruckend, du hast wirklich ein gutes Gedächtnis.«

Chrisch: »Ja, das ist interessant, oder? Ein aus heutiger Perspektive negatives Ereignis hat viel Positives ins Rollen gebracht.«

Niklas: »Dann schreiben wir ›der Restaurantbesuch‹ und vielleicht ›die Vertrauensfrage verändert sich‹?«

Fenja nickt und schreibt die Begriffe auf und legt auch das Blatt auf den Boden.

Bella: »In der Sitzung haben wir aber auch mit einer Skala gearbeitet und euren jeweiligen Selbstwert betrachtet.«

Fenja: »Stimmt. Mir würde der Begriff ›Selbstwert‹ genügen.«

Niklas nickt und schreibt den Begriff auf.

Chrisch: »Nach der Sitzung mit der Skala haben wir mit euch die Einzelsitzungen gestartet, um an euren eigenen Themen zu arbeiten.«

»Dann brauchen wir jetzt für uns selbst Zettel, oder?«

Fenja: »Ich denke schon. Bei dir wäre das doch ›emotionale Abgängigkeit‹, ›Ich-Anteil‹ und ›der kleine Niki‹, oder?«

Niklas: »Genauso schreibe ich das auf.‹

Fenja: »Bei mir sind es ja drei Themen. ›Vertrauen und Angst‹, ›Selbstbetrachtung und böse Ehefrau‹ und ›die Antreiberin‹. Wobei die Antreiberin mit meinem Papa zu tun hat.«

Beide schreiben ihre Zettel und legen sie dann nebeneinander auf den Boden.

Bella: »Okay, für die Therapie bleibt dann nur noch ein Begriff. Und bevor ihr mich fragt, schreibt einfach ›Integration‹ auf.«

Beide lachen.

Niklas: »Aye, aye.«

Er schreibt den Begriff auf und legt ihn auf den Boden.

Chrisch: »Gut, dann schreibt doch bitte jetzt auf jeweils ein Blatt, wie es euch miteinander geht, wie fühlt es sich für euch an. Vielleicht so drei Stück? Und schreibt sie für euch auf und legt sie erst mal verdeckt über die anderen auf den Boden. Ach ja, schreibt auch Wünsche für die Zukunft auf.«

Beide gehen zu den Sesseln und setzen sich so, dass sie nicht gegenseitig sehen können, was sie schreiben. Nach etwa fünf Minuten stehen beide auf, gehen zu den Zetteln und legen ihre Blätter umgedreht ab.

Bella: »Ich bin gespannt, was ihr aufgeschrieben habt. Wie gehen wir vor? Immer abwechselnd ein Blatt?«

Fenja: »Ja, gern. Dann fange ich an.«

Sie dreht ein Blatt um, auf dem ›Sicherheit‹ steht.

»Also, ich fühle mich total sicher mit dir. Egal, was kommt, wir bekommen das schon hin. Wir haben so viele Möglichkeiten von Chrisch und Bella bekommen, wie wir mit unseren Themen umgehen können.«

Niklas sieht gerührt aus. Er geht zu einem Blatt und dreht es um. Auf diesem steht ›Sicherheit‹.

Alle lachen.

Niklas: »Ja, da staunt ihr, oder? Also, ich fühle mich mit dir total sicher. Ich weiß, dass du mich siehst und beachtest. Egal, was kommt, ich weiß, dass du mich nicht ignorieren wirst, sondern mich ernst nimmst und bei mir bist.«

Jetzt wiederum sieht Fenja gerührt aus. Sie dreht das zweite Blatt um, auf dem ›Vertrauen‹ steht.

Sie lächelt, guckt dabei zu Bella und Chrisch und lächelt.

»Mission erfüllt, würde ich sagen. Ich vertraue dir wieder voll und ganz. Wobei mir das Wort eigentlich zu schwach ist. Ich fühle mich verbunden mit dir und weiß, dass ich keine Angst mehr haben muss. Wir haben es wirklich in Ordnung gebracht. Und versteht mich nicht falsch, ich weiß, dass wir noch Arbeit vor uns haben. Ich kann spüren, dass da noch viel Positives auf uns wartet.«

Fenja schweigt einen Moment, sodass Niklas sein zweites Blatt umdreht, auf dem ›Liebe‹ steht.

»Also, ich liebe dich, wie ich dich noch nie geliebt habe. Oder eigentlich ist es noch anders. Ich habe das Gefühl, dass wir gerade erst anfangen, zu lernen uns auf eine Weise zu lieben. Das ist neu und ganz groß. Iunch liebe diese Sache zwischen uns, unsere Beziehung, das, was wir daraus machen.«

Chrisch: »Ihr seid heute wieder in Bestform. Bella und ich sind ja auch schon ganz gerührt.«

Fenja macht einen Schritt auf die Blätter zu und guckt fragend zu Chrisch, der einfach nur nickt.

Fenja dreht das letzte Blatt um, auf dem ›Freude‹ steht.

»Dieser Punkt ist mir besonders wichtig. Ich habe begriffen, wie viel ich der Arbeit geopfert habe. Und ich empfinde so viel Freude, wenn wir zusammen sind. Ich freue mich auf dich, ich freue mich, wenn wir miteinander Zeit verbringen oder etwas Besonderes machen. Ich freue mich sogar darauf, dich den Tag über zu vermissen, wenn wir beide morgens zur Arbeit gehen. Und das wiederum freut mich.«

Während sie gesprochen hat, ist Niklas auf sie zugegangen. Beide umarmen sich und schließen die Augen. Nach einer Weile lösen sie ihre Umarmung.

Niklas geht zu seinem letzten Blatt und dreht es um. Auf diesem steht ›Zuversicht‹.

»Ich empfinde sehr viel Zuversicht, wenn ich an uns und an die Zukunft denke. Dieses Gefühl kannte ich gar nicht richtig. Ich glaube, das wird alles richtig gut für uns. Sowohl als Paar als auch für uns persönlich. Wir haben so viel gelernt und wir werden noch so viel herausfinden und lernen, damit es uns gut geht.«

Alle schweigen einen Moment.

Bella: »Das habt ihr ganz toll gemacht. Ihr könnt wirklich stolz auf euch sein.«

Chrisch: »Wir haben da noch die Wünsche.«

Bella: »Stimmt. Seid ihr bereit?«

Beide nicken.

Fenja dreht ihr erstes Blatt um, auf dem ›regelmäßige Termine‹ steht.

»Ich wünsche mir, dass wir noch mehr feste Zeiten haben. Gerade mit meiner Antreiberin hilft mir das sehr, wenn wir verabredet sind. Das müssen gar keine großen Sachen sein. Wir können zum Beispiel auch joggen gehen oder die Wohnung aufräumen. Diese Struktur hilft mir, aus dem Arbeitsmodus zu kommen. Ich habe nämlich auch festgestellt, dass ich bei der Arbeit jetzt viel fokussierter und konzentrierter bin, wenn wir mehr Zeit miteinander verbringen. Ich kann auch besser Prioritäten setzen.«

Niklas lacht und dreht sein Blatt um, auf dem ›feste Rituale‹ stehen.

»Ich glaube, da muss ich nicht mehr viel sagen, oder? Mir geht es genauso. Allerdings geht es bei mir um den kleinen Niki. Diese festen Termine geben mir sehr viel Sicherheit. Es tut mir gut zu wissen, wann wir was machen. Und zusammen Sport machen? Sehr gern.«

Fenja: »Okay, bei meinem letzten Zettel habe ich Angst oder bin echt nervös. Mir kommt das vor wie ein gigantisches Risiko.«

Niklas bekommt rote Flecken am Hals und räuspert sich künstlich.

»Ähm, also … Mir geht es genauso? Oh mein Gott … Wenn das schief geht.«

Fenja lacht nervös.

»Ja, oder? Jetzt bin ich voll durch den Wind. Uff …«

Bella lacht.

»Dann dreht sie doch beide gleichzeitig um.«

Niklas: »Gute Idee. Ich zähle von drei rückwärts und wir drehen sie um, einverstanden?«

Fenja nickt.

Niklas: » Okay, drei … Zwei … Eins …«

Beide drehen ihre Blätter um und schlagen sich gleichzeitig die Hände vor das Gesicht, als sie sehen, was sie geschrieben haben.

Auf den beiden Zetteln steht ›Baby?‹

Fenja: »Wirklich?«

Niklas: »Oh mein Gott!«

Beide umarmen sich und lachen.

Fenja: »Und wir haben es beide gleich geschrieben … Wahnsinn!«

Niklas: »Ich glaube, das war der schrecklich-schönste Moment meines Lebens.«

Chrisch: »Gut, setzen wir uns dann eben noch einen Moment zusammen hin?«

Als alle sitzen, beginnt Chrisch zu sprechen.

»Glückwunsch, ihr Lieben. Das war eine schöne Abschlusssitzung. Ihr habt wirklich einen sehr guten Prozess hier gemacht. Ihr könnt stolz auf euch sein. Ich bin auf jeden Fall stolz auf euch und freue mich für euch.«

Bella: »Dem kann ich mich nur anschließen. Ihr habt toll mitgearbeitet und euch wirklich auf die Reise eingelassen. Und seht nur, wo ihr jetzt steht.«

Niklas: »Ich bin euch riesig dankbar. Ohne euch hätten wir es niemals geschafft. Wirklich niemals. Ich danke euch beiden wirklich sehr. Es klingt vielleicht merkwürdig, aber es hat Spaß gemacht. Ich weiß, das ist nicht das richtige Wort, weil es um viel Schmerz ging. Aber ich habe immer Lust gehabt, hierher zu kommen und war immer neugierig, was passiert.«

Fenja: »Ja, mir geht es genauso. Für mich ist ganz wichtig, dass ihr an uns geglaubt habt. Ich hatte zu Beginn die Vorstellung, dass ihr uns sagt, dass wir ein hoffnungsloser Fall sind und wir uns trennen müssen. Ich weiß auch noch, dass ich mich zu Beginn so gesträubt habe. So als würde es unbedingt darum gehen, dass wir am Ende zusammen sein müssen. Ich habe mich mit euch immer frei, selbstbestimmt und gestärkt gefühlt. Ihr habt mich immer da abgeholt, wo ich gerade innerlich rungeschwirrt bin.«

Niklas: »Ich hatte auch immer das Gefühl, dass ihr an uns glaubt. Also als Einzelpersonen und aber auch als Paar. Das war ganz wichtig für mich und hat mir geholfen, durchzuhalten und mitzumachen.«
Bella schmunzelt.
»Ich danke euch für euer wertschätzendes Feedback, das hören wir auch nicht alle Tage. Jetzt bleibt noch die Frage, wie wir verbleiben. Also an diesem Punkt ist eure Therapie vorerst beendet. Aber es können auch noch wieder Themen auftauchen. In ein paar Wochen, Monaten oder auch Jahren und dann sind wir einfach für euch da. Wenn etwas ist, meldet ihr euch einfach.«
Fenja: «Das klingt gut. Ich habe mich sogar schon gefragt, ob ich nicht auch für mich selbst noch mal wieder komme. Ich glaube, ich könnte hier und da noch Unterstützung brauchen.«
Chrisch: »Das gilt auch für dich Niklas, ihr könnt euch immer melden und wir schauen dann nach einem Termin.«
Bella: »Die Zeit ist wieder mal um. Ich schlage euch vor, dass ihr das heute noch feiert. Geht groß essen oder eine Pommes mit Cola. Stoßt aufeinander an. Egal, Hauptsache, ihr macht etwas Besonderes.«
Fenja: »Einverstanden, da habe ich Lust drauf.«
Niklas: »Ich auch.«
Bella: »Sehr schön, dann vielleicht bis irgendwann.«

Interview

Neugier: »Hm, ein denkwürdiger Moment, wir scheinen am Ende angekommen zu sein.«
Chrisch: »Ja, wahrscheinlich schon.«
Neugier: »Mich interessiert, wie es euch jetzt geht. Habt ihr in diesen Momenten besondere Gedanken oder Gefühle?«
Bella: »Wenn es so läuft wie mit den beiden, dann ist es am Ende eine Mischung aus Stolz und Freude. Für beide Seiten. Ich bin genauso stolz auf

Chrisch und mich. Denn dieses Ende bedeutet, dass wir gute Arbeit geleistet haben.«

Chrisch: »Ich finde eine Paartherapie bei Affären immer besonders fordernd. Umso mehr freue ich mich, wenn es am Ende gelingt.«

Neugier: »Was ist denn aus deiner Sicht das Besondere?«

Chrisch: »Ich würde es Gleichgewicht oder Balance nennen. Die betrogene Person empfindet meistens sehr viel Schmerz. Und dieser Schmerz bringt immer eine gewisse Hitze mit sich. Die Person, die betrogen hat, fühlt aber auch Schmerz. Und das nicht aus dem Blick zu verlieren, ist ganz wichtig.«

Bella: »Wir würdigen diesen Schmerz und erkennen ihn an. Und gleichzeitig geht es darum, ein Paar auch zu fordern, es aus der eigenen Ecke zu holen. Sonst kommt kein Prozess in Gang. Da brauchen wir viel Fingerspitzengefühl. Die Sache mit der Frage war so eine Sache. Das war fast zu viel.«

Neugier: »Du meinst, als du Fenja gefragt hast, wie sie es geschafft hat, Niklas bei anderen Frauen abzugeben.«

Bella: »Genau. Das hätte auch scheitern können und dann hätten wir Fenja vielleicht verloren.«

Neugier: »Das hätte ich nicht gedacht. Mir war nicht bewusst, wie riskant das war. Auf mich wirkte es schon brenzlig, aber doch auch sehr souverän.«

Chrisch: »Ja, da zeigt sich die Stärke, wenn wir als Therapeuten-Team arbeiten. Fenja ist ja rausgerannt, weil sie es nicht ertragen hat. Und in dieser Situation habe ich mich um sie gekümmert und wieder eingefangen. Wir wissen nicht, ob Bella das auch geschafft hätte.«

Bella: »Ich denke, wenn ich gegangen wäre, wäre das zu früh für sie gewesen. Es war genau richtig so.«

Neugier: »Was bewegt euch sonst noch?«

Chrisch: »Ich muss sagen, dass ich mich sehr darüber freue, dass beide jetzt wachsen. Sie erfahren neue Dinge über sich selbst und wie eine Beziehung sein kann. Wie viel da noch zwischen ihnen ist, dass sie entdecken können.«

Bella: »Das gefällt mir auch. Sie haben es bei der Zusammenfassung ja selbst einige Male gesagt. Wie viel noch vor ihnen liegt. Wie sie jetzt lernen, miteinander umzugehen und sich durch ihre Bindung in ihrem Leben zu unterstützen.«

Neugier: »Was meinst du damit?«

Bella: »Durch die Art und Weise, wie sie jetzt ihre Beziehung führen, hilft ihnen das auch mit ihren eigenen Themen. Niklas bei der emotionalen Abhängigkeit und Fenja bei ihrer Arbeitswut.«

Neugier: »Das stimmt. Wenn du es so sagst, kommt bei mir fast ein wenig Neid oder Sehnsucht auf.«

Chrisch: »Wir alle können so eine Beziehung haben. Wir müssen nur mutig sein und wir brauchen andere, die uns darin unterstützen.«

Neugier: »Was meinst du wiederum damit?«

Chrisch: »Das, was die beiden jetzt wissen und können, haben sie durch die Therapie erfahren. Vorher wussten sie nicht, dass es so etwas für sie gibt.«

Bella: »Und wir wussten es vorher auch nicht. Es gab eine Zeit in unserem Leben, da brauchten wir auch Unterstützung.«

Neugier: »Mir hat das mit den Wünschen am Ende sehr gefallen. Aber das mit dem Baby war fast ein wenig kitschig, oder?«

Bella und Chrisch lachen und schauen sich kurz fragend an.

Chrisch: »Dann plaudern wir mal kurz aus dem Nähkästchen?«

Bella nickt zustimmend.

Chrisch: »Wer das erste Buch gelesen hat, weiß ja bereits, dass wir auch mal eine Paartherapie gebraucht haben. Das mit dem Wünschen am Ende haben wir daraus mitgebracht. Bei uns war es nicht ein Baby, sondern dass wir heiraten. Ist doch schön, wenn das Leben auch mal ein wenig kitschig ist, oder?«

Neugier: »Das ist wohl wahr. Vermutlich haben wir eher zu wenig davon. Was denkt ihr, wie es für die beiden weitergeht?«

Bella: »Also grundsätzlich ist alles super. Die beiden haben einen guten Weg vor sich. Aber wir denken auch, dass wir die beiden bald noch einmal wiedersehen. Also das steht nicht unbedingt fest, aber aus Erfahrung wissen wir, dass die beiden jetzt noch nicht glücklich in den Sonnenuntergang reiten.«

Neugier: »Hm, warum? Was meint ihr?«

Chrisch lacht.

»Na ja, bei dieser letzten Sache lassen wir dich ein wenig zappeln.«

Neugier: »Hm ... Okay. Das kenne ich ja schon.«

Chrisch: »Nur so viel. Es fehlt noch ein wichtiger Baustein, über den die beiden sicherlich noch stolpern werden. Ohne diesen Baustein wäre es nicht komplett.«

Bella: »Ich denke, wir sehen die beiden in ein paar Wochen wieder. So viel können wir aber schon verraten, es hat mit einer bestimmten Zeit zu tun.«

Da wäre noch etwas

»Hey, du siehst traurig aus.«

Niklas ist gerade nach Hause gekommen und findet Fenja auf der Couch. Diese sitzt dort ein wenig starr und schaut regungslos aus dem Fenster. Sie löst ihren Blick und sieht Niklas ausdruckslos an.

»Hm, was? Nein. Wie war dein Tag?«

Niklas hält einen Moment inne. Ist ihm etwas nicht aufgefallen? Die letzte Sitzung ist gut zwei Monate her und seitdem lief es zwischen ihnen richtig gut.

»Schatz, so kenne ich dich gar nicht mehr. Du wirkst so ernst und kühl. Was ist los?«

»Sagte ich doch, nichts. Und könntest du bitte dieses Verhör lassen? Ich sag schon Bescheid, wenn etwas ist.«

Niklas fühlt sich ein wenig abgewiesen und möchte sich zurückziehen. Er dreht sich um und geht Richtung Küche, er hat Hunger. Im Weggehen spricht er mit Fenja.

»Mein Tag? Alles gut. Möchtest du auch etwas essen?«

Fenja antwortet nicht.

Nachdem er in der Küche ist, kümmert sich Niklas um sein Abendessen. Er vergisst das Gespräch und geht in der Zubereitung des Essens auf. Als er fertig ist, geht er ins Wohnzimmer zurück.

»Hey Schatz, möchtest du nicht doch etwas? Ich glaube, ich habe zu viel gemacht …«

Das Wohnzimmer ist leer, keine Fenja zu sehen.

»Fenja?«

Niklas ist unsicher. Er geht ins Schlafzimmer, klopft an der Badezimmertür und ruft dann laut mehrmals ihren Namen. Fenja scheint nicht zuhause zu sein.

›Merkwürdig, wo ist sie nur? Ist sie gegangen ohne Bescheid zu sagen?‹ Niklas wird ein wenig unruhig, denkt sich aber auch nichts weiter. Er schnappt sich sein Essen aus der Küche und geht damit ins Wohnzimmer, um seine Serie zu gucken. Nachdem er fertig gegessen hat, streckt er sich auf der Couch aus und schläft ein. Er wird wieder wach, als die Haustür ins Schloss fällt. Er richtet sich auf.

»Fenja?«

Nach einigen Augenblicken erscheint sie im Wohnzimmer. Sie sieht traurig und leer aus.

»Ich musste mal raus und war spazieren. Sorry, dass ich nichts gesagt habe.«

Niklas entscheidet sich, nicht weiter zu fragen. Er steht auf und sieht sie freundlich an.

»Gehen wir schlafen?«

Fenja nickt, dreht sich um und geht Richtung Schlafzimmer. Niklas folgt ihr wortlos.

Am nächsten Morgen klingelt der Wecker und Niklas macht die Augen auf. Er dreht sich um zu Fenjas Seite des Bettes. Sie ist nicht da. Niklas steht auf, zieht sich an und erwartet sie in der Küche vorzufinden. Stattdessen findet er einen Zettel auf dem Küchentisch.

›Hey, ich bin früh aufgestanden und schon ins Büro. Es gibt im Moment viel zu tun. Fenja.‹

Niklas sieht länger auf den Zettel und denkt nach. Irgendetwas scheint los zu sein und nicht zu stimmen. Aber Fenja möchte offensichtlich im Moment nicht darüber sprechen. Niklas spürt, dass sich der kleine Niki meldet und alarmiert ist. ›Wird sie sich trennen? Wird sie uns verlassen?‹ Niklas wendet sich nach innen und beruhigt den kleinen Niki. Dennoch ist er neugierig und würde gern wissen, was los ist. Er erinnert sich an das Gefühl der Zuversicht und Sicherheit.

›Wenn Fenja es weiß, wird sie es mir bestimmt sagen. Wahrscheinlich weiß sie selbst nicht so genau, was los ist.‹

Niklas beginnt sich sein Frühstück zu machen. Er bringt sich selbst auf andere Gedanken, indem er innerlich den Tag durchgeht.

Als er abends bei Tom ist, bekommt er eine SMS. ›Hey, es wird spät heute, ich schlafe im Büro. Fenja‹

Nachdem er die Nachricht gelesen hat, schüttelt er den Kopf und seufzt.

Tom: »Hey, was ist los? Schlechte Nachrichten?«

Niklas: »Ich weiß nicht. Seit gestern ist Fenja sehr merkwürdig. Sie geht mir aus dem Weg und ist distanziert. Heute schläft sie sogar wieder im Büro. Das hat sie schon seit Wochen nicht mehr gemacht.«

Tom guckt erschrocken.

»Du hast doch wohl nicht wieder …«

Niklas: »Nein, wo denkst du hin, gar nicht. Ich habe keine Affäre. Ich würde eher mit Fenja sprechen und mich bei Bella und Chrisch melden oder mich trennen. Ich würde alles andere machen, nur nicht das.«

Tom: »Was ist denn dann los?«

»Das weiß ich nicht. Es lief die ganze Zeit wirklich sehr gut und dann ganz plötzlich das.«

Tom: »Hm … Da bin ich tatsächlich ratlos. Wie geht es dir denn?«

»Mit Fenja? Sehr gut. Ich habe viel Vertrauen in uns. Aber ich würde ihr gern helfen oder beistehen. Ich mache mir Sorgen, dass es ihr nicht gut geht.«

»Was wirst du jetzt tun?«

»Ich denke, dass ich ihr noch ein paar Tage Zeit und Raum gebe. Aber so Richtung Wochenende werde ich mich zu ihr durchkämpfen, wenn von ihr nichts kommt.«

»Das klingt nach einem guten Plan.«

»So und jetzt mal was ganz anderes. Wie läuft es mit Yvonne?«

Tom wird ein wenig rot.

»Joah… Vielleicht ganz gut?«

Tom fängt an zu lachen und hält sich die Hände vor das Gesicht.

»Voll peinlich, dass ich so rot werde.«

Niklas lacht, steht auf und setzt sich neben Tom. Er legt einen Arm um seine Schultern und lehnt sich zurück.

»Siehste, so kann keiner sehen, dass du rot im Gesicht bist. Und Yvonne ist echt toll und du natürlich auch.«

Tom beginnt zu lachen und zu nicken.

Es vergehen einige Tage und dass Wochenende steht vor der Tür. Niklas fährt nachmittags direkt nach der Schule in das Büro von Fenja und Yvonne. Seit der SMS hat er nicht mehr mit Fenja gesprochen und sie auch nicht mehr gesehen. Sie hat seitdem alle Nächte im Büro übernachtet. Niklas weiß, dass Fenja allein im Büro ist, denn Yvonne ist seit einer Stunde mit Tom verabredet. Obwohl er einen Schlüssel für das Büro hat, klingelt er. Fenja öffnet nach einer Weile die Tür und versucht zu lächeln.
Fenja: »Hey, da bist du ja.«
Niklas: »Hi, kann ich reinkommen?«
»Na klar, komm …«
Sie öffnet die Tür etwas weiter und macht eine nickende Bewegung mit dem Kopf Richtung Flur. Sie gehen zu Fenjas Schreibtisch, sie setzt sich auf ihren Bürostuhl. Niklas nimmt sich einen Stuhl, der an einer Wand steht und setzt sich zu ihr.
Fenja: »Ich finde es gut, dass du hier bist. Es tut mir leid, dass ich so abgetaucht bin. Du möchtest bestimmt wissen, was los ist.«
Niklas guckt ihr in die Augen und nimmt vorsichtig ihre Hand. Er sagt nichts, sondern wartet ganz ruhig ab.
Fenja: »Ich weiß auch nicht …«
Sie kämpft mit ihrer Traurigkeit und schluckt ein paar Mal.
»Ich weiß nicht, was los ist. Aber seit ein paar Tagen sind meine Gefühle weg. Einfach so, komplett weg. Ich weiß, dass alles in Ordnung mit uns ist. Ich weiß, dass ich dich liebe. Und trotzdem … Irgendwie ist plötzlich diese alte Wut wieder da. Und ich mag dich nicht um mich haben. Und das verstehe ich nicht. Ich weiß, dass ich eigentlich bei dir sein will und trotzdem gehe ich dir aus dem Weg.«
Sie schweigt einige Momente.
»Ergibt das irgendwie Sinn für dich?«
Niklas überlegt einen Moment.

»Nein, gar keinen. Aber das ist mir gerade auch nicht wichtig. Mir ist viel wichtiger, wie es dir geht und was wir tun können. Versteh mich nicht falsch, ich brenne darauf zu verstehen, was passiert. Aber ich möchte vielmehr, dass du dich sicher fühlst. Ich stehe hinter dir …«

Fenja atmet tief durch und lässt den Kopf hängen. Als sie ihn wieder hebt, sind Tränen auf ihrer Wange.

»Können wir uns umarmen?«

Niklas rückt schweigend an sie heran und beide umarmen sich lang. Nach einer Weile hört Fenja auf zu weinen.

»Mist, ich brauche ein Taschentuch.«

Beide lachen und sehen sich suchend auf dem Schreibtisch um. Fenja öffnet dann eine Schublade und holt eine Packung Taschentücher hervor.

»Hab sie.«

Niklas wartet, bis sie fertig ist.

»Was brauchst du?«

Fenja: »Das weiß ich nicht so genau. Ich frage mich das die ganze Zeit selbst und finde keine Antwort.«

Niklas: »Okay, dann habe ich zwei Ideen. Was hältst du davon, wenn wir Bella und Chrisch heute noch schreiben und um einen Notfalltermin bitten? Soweit ich weiß, arbeiten sie auch samstags. Nicht immer, aber vielleicht haben wir ja Glück.«

Fenjas Gesicht hellt sich auf.

»Ja, perfekte Idee, die können uns bestimmt weiterhelfen. Was denkst du, ich schreibe eben schnell eine Mail und dann kommen wir zu deiner zweiten Idee?«

»Ja, vielleicht lesen sie sie dann heute noch.«

Fenja dreht sich um und schreibt eine Mail mit der Bitte um einen Notfalltermin. Als sie fertig ist, dreht sie sich wieder zu Niklas.

Niklas: »Sehr gut, du siehst schon wieder ein wenig lebendiger aus.«

Fenja: »Ja, voll bescheuert von mir, daran hätte ich auch früher denken können.«

Niklas lächelt und macht eine wegwerfende Geste mit der Hand.

»Meine zweite Idee ist, dass du einfach machen kannst, wonach dir ist. Ich werde dich nicht bedrängen, dich nicht fragen und wenn du das möchtest dir aus dem Weg gehen. Gib mir Bescheid, wenn du etwas essen möchtest oder etwas anderes brauchst. Ich bringe es dir auch hierher, wenn du hier bleiben möchtest. Mir ist wichtig, dass du dich sicher fühlst und wir diesen Druck mal rausnehmen.«

Fenja: »Das hilft schon gerade sehr. Ich kann das erste Mal seit Tagen wieder etwas mehr durchatmen.«

Niklas lächelt und lehnt sich in seinem Stuhl zurück.

Das Telefon klingelt.

Fenja legt den Kopf schräg und sieht Niklas mit großen Augen an.

»Ich mach auf laut, ja?«

Niklas nickt.

Fenja drückt einen Knopf an der Gegensprechanlage des Telefons.

»Hallo, hier ist Fenja.«

»Hi, hier ist Chrisch.«

»Ich habe auf laut, Niklas hört dich auch.«

»Hi, Niklas. Sagt mal, kann man euch nicht einmal allein lassen …«

Fenja und Niklas gucken erschrocken, bis Chrisch anfängt zu lachen. Die beiden lachen mit.

Fenja: »Da hat wohl einer einen Clown gefrühstückt?«

Chrisch: »Spaß muss sein … Aber jetzt mal ernsthaft, euch geht es nicht gut?«

»Nicht ganz, irgendwas stimmt nicht mit mir.«

Chrisch: »Okay, kommt ihr rum?«

Fenja: »Wie? Jetzt?«

Chrisch: »Jap, warum denn nicht. So spät ist es noch nicht und für euch machen wir gern eine Ausnahme. Wir dachten eigentlich, dass wir schon im Wochenende sind. Aber augenscheinlich wohl doch noch nicht …«

Fenja: »Das ist mir unangenehm, wir können bestimmt auch …«

Chrisch seufzt hörbar.

»Redet nicht rum und macht euch auf den Weg. Wie lange braucht ihr?«

Fenja sieht fragend zu Niklas, der einen Daumen nach oben hält und lächelt.

»So ungefähr zwanzig Minuten?«

Chrisch lacht.

»Bis gleich.«

Er legt auf, ohne auf eine Verabschiedung zu warten.

Fenja: »Bist du mit dem Auto hier? Und hast du überhaupt Zeit?«

Niklas: »Also wirklich, Schatz …«

Er ist aufgestanden.

»Kommst du?«

Paartherapie: Der Kreis schließt sich

Bella: »So, ihr beiden, dann erzählt mal.«

Fenja und Niklas erzählen Bella und Chrisch, was in der Woche passiert ist.

Bella: »Also, auch wenn es ja nichts Schönes ist, finde ich, dass ihr das bis hierhin sehr gut gemacht habt.«

Fenja: »Ja, aber habt ihr denn eine Idee, was mit mir los ist?«

Chrisch: »Ich denke, wir sind da ziemlich sicher. Auf jeden Fall würde es alles sehr gut erklären.«

»Und, was ist es?«

Chrisch macht eine einladende Geste in Bellas Richtung.

Bella: »Also, wie lange ist es her, dass ihr die erste Affäre aufgedeckt habt?«

Niklas und Fenja sehen sich eine Weile an.

Niklas: »Ich denke so ziemlich genau ein Jahr.«

Bella: »Da habt ihr die Erklärung. Es geht um den Jahrestag.«

Fenja: »Ja, wie, weil es ein Jahr her ist, geht es mir so? Und Jahrestag klingt irgendwie so, als gäbe es etwas zu feiern.«

Chrisch: »Mit Jahrestag meinen wir erstmal ganz neutral, dass sich ein wichtiges Datum jährt. Wenn du einen besseren Begriff hast, können wir auch gern den nehmen.«

»Nein, das geht schon, wenn es neutral gemeint ist. Aber könnt ihr es mir erklären?«

Bella: »Sehr gern. Es gibt da zwei Aspekte, die helfen können, das Ganze zu verstehen. Der erste Aspekt ist, dass Jahrestage an sich viel Assoziationen auslösen können.«

Niklas: »Assoziationen?«

»Ja, wir können es auch Verknüpfungen oder Verbindungen nennen. Also, diese Zeit jetzt ist doch mit sehr vielen Dingen verbunden. Das kann alles Mögliche sein. Die Jahreszeit, das Wetter, bestimmte Prozesse bei der Arbeit. Vielleicht haben auch für euch wichtige Personen in dieser Zeit Geburtstag. Vieles jährt sich und ist mit Erinnerungen verknüpft. Es kann also sein, dass allein durch die Jahreszeit, das Tageslicht bei Fenja Assoziationen an die Zeit von vor einem Jahr hochkommen. Etwas in der Welt jetzt erinnert dich an das, was vor einem Jahr war.«

Fenja: »Das klingt schon nachvollziehbar. Denn uns geht es ja wirklich gut. Das kam zu Beginn der Woche wie aus dem Nichts.«

Chrisch: »Genau so funktioniert es. Es schlummert irgendwo in uns und kann durch äußere Geschehnisse hervorgerufen werden.«

»Aber wieso fühle ich dann nichts?«

Chrisch: »Ich denke mal, das ist Selbstschutz. Wie ging es dir denn vor einem Jahr?«

»Richtig mies.«

»Siehst du, deine Psyche versucht dich vor diesen schwierigen Gefühlen zu schützen. Und deshalb bist du vielleicht auch Niklas erst mal aus dem Weg gegangen. Er hat ja stark mit diesen Gefühlen zu tun.«

Fenja: »Gut, es ist zwar noch nicht weg, aber es ist schon viel besser zu verstehen, was los ist.«

Bella: »Das ist gut. Der zweite Aspekt ist, dass wir alle auch ein emotionales Gedächtnis haben. Dieses kann sich gut an Ereignissen und Daten orientieren. Es ist sehr wahrscheinlich, dass du dich daran erinnern kannst, wie du dich bei deinem Geburtstag vor fünf Jahren gefühlt hast. Und es ist eher unwahrscheinlich, dass du dich daran erinnerst, wie du dich einen Monat vor oder nach deinem Geburtstag gefühlt hast. Wenn in dieser Zeit nichts Bedeutendes passiert ist.«

Fenja: »Ja, verblüffend, ich kann mich tatsächlich daran erinnern und an die Zeit davor oder danach wirklich nicht sehr gut. Zumindest emotional.«

Chrisch: »Siehst du, das können zwei Gründe sein, dass der alte Schmerz sich meldet. Wir erleben das übrigens häufig bei Paaren wie euch. Gerade der erste Jahrestag kann oft schmerzhaft, schwierig und herausfordernd sein.«

Niklas steht auf und geht zum Fenster. Er sieht raus, stemmt die Hände in Hüften und schüttelt den Kopf.

Chrisch: »Hey, was ist los?«

Niklas dreht sich um.

»Boah, ich weiß es nicht. Ich fühle mich gerade total bedrückt und irgendwie schwer. Und ich bin frustriert, denke ich.«

Chrisch: »Interessant. Ist es jetzt gerade passiert?«

»Jetzt gerade eben, als Bella das alles erklärt hat.«

Bella und Chrisch sehen sich kurz an und nicken verständnisvoll.

Chrisch: »Ich würde sagen, dann bist du dabei, den letzten wichtigen Schritt zu machen.«

Niklas: »Es ist ein wichtiger Schritt, mich so zu fühlen?«

»Ja, nur dass du nicht so richtig weißt, um was es geht. Deshalb kannst du es noch nicht so gut einordnen.«

Niklas kommt zurück und setzt sich wieder.

Bella: »Geh doch bitte innerlich ein paar Schritte zurück und zwar zu dem Moment als das Gefühl begonnen hat. Ich war augenscheinlich gerade dabei, unser emotionales Gedächtnis zu erläutern und da ist bei dir was aufgetaucht?«

Niklas hat die Augen geschlossen, als er sie wieder öffnet, sind sie tränengefüllt.

»Bedauern. Ich habe ein ganz tiefes Bedauern gefühlt.«

»Bedauern? Worüber?«

»Darüber, was ich getan habe. Ich habe noch einmal erkannt, was ich da wirklich getan habe. Und es hat mich umgehauen, dass ich das Fenja angetan habe. Und es klingt vielleicht merkwürdig, aber ich habe es auch mir und uns angetan. Das war wie eine riesige Erkenntnis, allumfassend, wie eine Wucht …«

Chrisch: »Wir nennen dieses Gefühl Reue. Es entsteht, wenn wir erkennen, was wir getan haben und was das wirklich bedeutet. Und es entsteht, wenn wir die Verantwortung, die Zuständigkeit dafür übernehmen. Auch wenn Reue sehr schmerzhaft sein kann, ist es ein richtig gutes Zeichen, dass sie bei dir auftaucht.«

Info: Reue

Reue ist ein schmerzhaftes Gefühl des Bedauerns, das entsteht, wenn wir uns bewusst machen, dass unsere Handlungen negative Konsequenzen (für uns und andere) haben oder dass wir eine bessere Wahl hätten treffen können. Eine Voraussetzung für Reue ist, dass wir uns für diese Konsequenzen zuständig fühlen, also innerlich die Verantwortung übernehmen. Oft geht Reue mit dem Wunsch einher, uns zu entschuldigen oder Wiedergutmachung zu leisten, weil wir anerkennen können, unser Gegenüber verletzt zu haben. Es spricht nichts dagegen, es zu versuchen beziehungsweise es zu tun. Es kann uns und unserem Gegenüber gut tun. Auch wenn das Gefühl sehr stark oder tief sein kann, ist es positiv Reue zu empfinden. Es bedeutet, dass wir reifer und verantwortungsbewusster werden – und damit persönlich wachsen. Wichtig: Wir können Reue nicht erzwingen. Sie kann bei uns nur authentisch aus freien Erkenntnissen und Gefühlen entstehen.

Fenja: »Warum? Selbst ich halte es ja kaum aus, Niklas so zu sehen.«

Bella: »Das bedeutet, dass alles echt ist. Alle Schritte, die ihr gemacht habt, sind echt. Ihr habt nicht einfach nur so getan, als wäre jetzt etwas anders. Durch diese Arbeit kann Niklas jetzt wirklich verstehen, was er getan hat. Aber das meine ich nicht moralisch, sondern im Sinne von Niklas.«

Niklas: »Genauso ist es, Bella. Ich habe das für mich verstanden.«

Chrisch: »Jetzt ist wichtig Niklas, dass du deine Reue nicht wegschiebst, sondern ihr in der nächsten Zeit innerlich nachgehst, dir Zeit nimmst, sie zu fühlen. Es kann auch sein, dass sie in den nächsten Jahren immer mal wieder auftaucht.«

Niklas lächelt.

»Du meinst, ich soll sie integrieren, oder?«

»Ganz genau. Und wenn sie da ist, kannst du auch etwas mit ihr machen. Du kannst das Gespräch mit Fenja suchen und dich zum Beispiel entschuldigen.«

Fenja: »Und was mache ich?«

Bella: »Genau das gleiche.«

Fenja schiebt verspielt leicht ihre Unterlippe nach vorn.

»Hm, blöd …«

Bella: »Na, wen haben wir denn da?«

»Ich weiß nicht, vielleicht jemand, der keine Lust auf diese schwierigen Sachen hat. Ich würde jetzt viel lieber irgendwas Lustiges, Leichtes mit Niklas machen.«

»Was könnte das sein?«

»Weiß ich auch nicht. Nach Hause fahren, eine Kissenschlacht machen und jeder darf danach so viel Pizza und Eis essen, wie wir wollen.«

Bella: »Was spricht dagegen?«

»Jetzt komme ich mir gerade blöd vor, dass ich das gesagt habe. Peinlich …«

Chrisch räuspert sich.

»Nein? Das war gerade ein kindlicher Anteil, der sich einfach nach Entspannung und Müßiggang sehnt. Es ist völlig okay, wenn sie mal eben vorbeischaut und einen Vorschlag macht.«

Niklas: »Also, ich bin sowas von dabei. Ich war gerade ein wenig enttäuscht, als du das so nieder gemacht hast.«

Fenja lacht.

»Ist ja gut, Leute. Ich bin, was das angeht, noch eine Anfängerin?«

Bella: »Okay, wo stehen wir jetzt? Wie geht es euch, wie fühlt ihr euch?«

Niklas: »Ich bin euch super dankbar, dass ihr euch die Zeit genommen habt. Ich habe nebenbei in mir ein wenig geforscht und ja, es ist Reue, die sich meldet. Wenn ich mitbekomme, wie es Fenja deswegen geht, schwimme ich in einem Meer aus Reue. Und ich bin total froh, wie ihr uns das heute wieder mal erklärt habt.«

Fenja nimmt seine Hand.

»Hey, mal nicht so düster, wir bekommen das schon hin. Mir geht es schon viel besser. Zu wissen, wo es herkommt, es einzuordnen, hilft mir sehr, damit umzugehen.«

Chrisch: »Braucht ihr noch etwas? Einen Rat oder so …«

Fenja: »Ja, ein Rat wäre super.«

»Der ist eigentlich ganz einfach. Macht einfach so weiter. Ich finde, dass ihr die letzten Tage sehr behutsam und umsichtig miteinander umgegangen seid. Fühlt eure Gefühle, versucht sie euch mitzuteilen und ihnen nachzugehen. Geht aber auch nicht in ihnen baden. Lenkt euch auch mal ab, macht was Schönes, versucht zu entspannen und faul zu sein. Das sind sehr große Gefühle und es kostet viel Kraft, mit ihnen umzugehen.«

Bella: »Und Fenja, dich kann das mit der Reue auch noch erreichen, nur dass du es schon mal weißt.«

Fenja: »Danke, danke … Ich mag mir gar nicht ausmalen, wie das Wochenende geworden wäre, wenn wir euch nicht noch hätten sehen können.«

Chrisch: »Ein bisschen Glück war schon dabei, dass Bella nochmal schnell die Mails gecheckt hat. Denn eigentlich waren wir gerade dabei, das Gin-Tonic-Protokoll und unser Computer-Spiel zu starten.«

Niklas: »Therapeuten mit Gin-Tonic, die am Computer spielen … Ich glaube, ich muss da mal mit ein paar Vorurteilen bei mir aufräumen.«

Fenja: »Ich hätte noch eine Frage, aber traue mich eigentlich gar nicht.«

Bella lächelt.

»Da bist du ja wieder.«

»Ja, wahrscheinlich, oder? Also …«

Sie hält kurz inne und wird ein wenig rot.

»Also wirklich, ich mach das jetzt. Können wir uns zum Abschied bitte umarmen?«

Chrisch steht direkt auf und öffnet die Arme.

»Wer will zuerst?«

Als sich alle umarmt und verabschiedet haben, gehen Fenja und Niklas
Richtung Tür.

Chrisch: »Und Fenja?«

Beide bleiben stehen und sehen sich um zu Chrisch.

»Immer schön hungrig bleiben!«

Interview

Neugier: »So, da wären wir mal wieder am Ende angekommen. Das mein-
tet ihr beim letzten Mal, oder? Also, dass noch etwas kommt und es mit
Zeit zu tun hat.«

Bella: »Genau, immer wenn es sich jährt, können sich die alten Gefühle
und Schmerzen melden.«

Chrisch: »Niklas Reue heute war sozusagen ein Bonus. Es war nur klar,
dass es irgendwann passiert, aber nicht genau wann.«

Neugier: »Würdet ihr sagen, dass jedes Paar eine oder mehrere Affären
überwinden kann?«

Chrisch: »Hm, das ist schwer zu beantworten. Auf jeden Fall geben wir für
jedes Paar, das zu uns kommt, unser Bestes. Aber ob das auch immer
reicht, weiß ich nicht.«

Bella: »Es ist völlig okay, es nicht zu schaffen bzw. es nicht zu können. Jeder muss da seinen eigenen Weg finden. Wir begleiten immer ergebnisoffen. Am Ende ist nur wichtig, dass eine Klarheit entsteht, es zu einer Entscheidung kommt, die sich authentisch anfühlt.«

Neugier: »Ist eine Paartherapie nach einer Affäre immer so anspruchsvoll?
Oder geht es auch leichter?«

Bella: »Es geht immer zur Sache. Wir haben ja gesehen, wie sehr beide ge-
fordert sind und waren. Es geht sogar noch wesentlich fordernder und

anspruchsvoller. Das hängt immer von unseren Klienten ab. Wie gut sie das alles verkraften, wie gut sie mitgehen können.«

Chrisch: »Also ist die Antwort nein. Es geht meistens nie leichter. Das ist dann auch oft kein gutes Zeichen. Wenn es zu leicht, zu schnell läuft, ist das eher ein Hinweis dafür, dass nicht alles auf dem Tisch liegt. Oder es geht dann um eine Art Oberflächlichkeit, um es irgendwie hinter sich zu bringen.«

Die Neugier schmunzelt.

Neugier: »Hm, das ist aber keine gute Eigenwerbung.«

Bella: »Die machen wir auch nicht. Alles, was wir tun, funktioniert nur, wenn wir aufrichtig sind. Es geht nicht darum, mal eben so durch einen therapeutischen Prozess zu joggen. Sondern darum, eine andere, neue Beziehung aufzubauen. Eine Beziehung mit mehr Tiefe, Zugewandtheit, Ehrlichkeit, emotionaler Intimität und Verbundenheit. Dafür müssen wir uns alle anstrengen. Auch ohne Affäre.«

Neugier: »Nachdem ich diesen ganzen Prozess beobachten durfte, finde ich das auch logisch. Es geht nur, wenn eine echte Veränderung erreicht wird. Sonst bleibt die Beziehung am Ende doch in einem vorherigen Zustand, der zu einer Affäre geführt hat.«

Chrisch: »Sehr gut formuliert.«

Neugier: »Ist euch noch etwas wichtig? Möchtet ihr noch etwas sagen?«

Bella: »Ich möchte vielleicht noch etwas zu unseren Leserinnen sagen. Also, es lohnt sich, um die Liebe zu kämpfen. Natürlich nicht immer. Aber wenn es zu einer Affäre kommt und ihr spürt, dass da aber auch noch Liebe ist, schmeißt nicht sofort hin. Holt euch Unterstützung und schaut, ob es nicht doch einen Weg gibt …«

Chrisch: »Ich möchte sagen, dass es auch schon vorher wichtig ist zu schauen. Die wenigsten Affären kommen aus dem Nichts, es dauert, bis sie geschehen. Also macht die Augen auf, guckt euch eure Beziehung und eure Gefühle an. Wenn ihr merkt, dass es euch nicht gut geht, kümmert euch darum. Nicht alle müssen sofort zu einer Paartherapie. Aber sprecht miteinander, seid ehrlich und sucht gemeinsam nach Lösungen, die auch gemeinsame Lösungen sind.«

Neugier: »Das finde ich schön. Also … Ich fühle mich fast verpflichtet zu fragen. Was denkt ihr, wie es für die beiden weiter geht?«

Bella: »Ich denke, dass sie einen sehr guten Weg vor sich haben. Und ich denke, dass sie dabei sind, eine Beziehung aufzubauen, die sie vorher noch nicht kannten. Vielleicht sehen wir uns an der einen oder anderen Stelle wieder. Aber dann wird es um ganz andere Themen und Fragestellungen gehen.«

Chrisch: »Wenn die beiden so weiter machen, können sie miteinander alt werden. Sofern sie das wünschen. Ich sehe es genauso wie Bella. Den beiden gefällt ja, wie es jetzt ist und sich entwickelt. Von daher werden sie weitermachen und die Früchte ihrer Arbeit ernten. Ihr Garten ist fast unendlich groß. Denn es ist ein Garten der Liebe.«

Neugier: »Schön. Dann bleibt mir nur noch zu sagen, dass ich mich auf das nächste Thema freue. Wisst ihr schon, um was es gehen wird?«

Chrisch: »Wir sind noch nicht ganz entschieden. Daher gibt es diesmal keinen Hinweis.«

Bella: »Aber schön zu wissen, dass du wieder dabei bist. Bis bald.«

Adebar

Ungefähr ein Jahr später sitzen Bella und Chrisch im Garten auf einer Bank. Es ist ein milder Spätsommerabend und der Sonnenuntergang wirft ein spektakuläres Licht auf die bauschigen Wolken am Rand des Horizonts. Ein leichter Wind geht durch die Bäume und es ist noch warm. Bella klappt den Laptop auf, der vor beiden auf einem kleinen Tisch steht.
Chrisch lächelt.
»Echt jetzt?«
Bella: »Ja, ich check nur schnell die Mails.«
Chrisch seufzt und nimmt einen großen Schluck Gin-Tonic.
Bella: »Huch! Guck mal, Fenja und Niklas haben geschrieben.«

E-Mail von Fenja & Niklas
Betreff: Überraschung
Liebe Bella, lieber Chrisch,
uns geht es richtig gut. Wir haben viele weitere positive Schritte gemacht und uns geht es zusammen so gut wie nie zuvor. Wir sind euch sehr dankbar, denn ohne euch wären wir nicht da, wo wir jetzt sind. Wir haben unsere Wohnung gekündigt und sind in das Haus gezogen, indem Yvonne und ich unser Büro haben. Dadurch sind wir zeitlich viel flexibler und können viel mehr Zeit miteinander verbringen. Und das ist auch wichtig beim nächsten Thema. Denn das ist der Knaller: Wir sind offiziell schwanger!!! Ich bin jetzt im dritten Monat und wir freuen uns riesig. Wir bekommen echt Nachwuchs. Huhu, hier ist Niklas! Ich platze vor Ungeduld. Ich werde Papa! Macht es gut, ihr beiden, danke, danke, danke … So, wir wissen auch, dass das echt eine Herausforderung wird, aber im Moment freuen wir uns einfach nur. Und wir wollen, dass ihr uns ein wenig begleitet. Denn wir haben uns unterhalten und sind uns einig, dass wir schon bald etwas tun wollen. Ihr wisst schon, Lebensgeschichte und so …
Viele liebe Grüße, Fenja und Niklas

Über uns

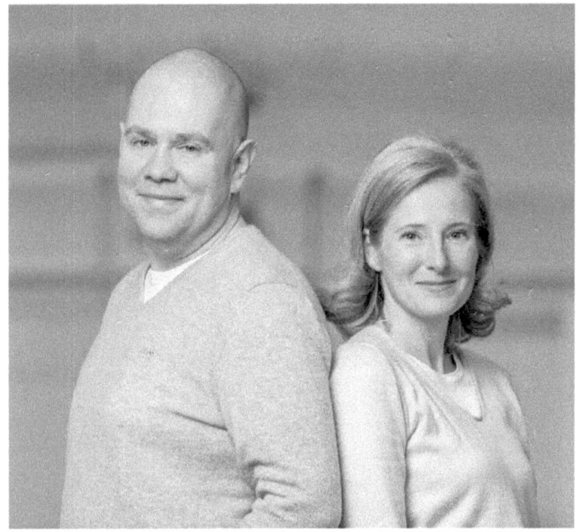

Das sind wir: Bella & Chrisch Leisten.

Wir sind seit 2002 Jahren ein Paar und arbeiten seit 2008 Jahren als Einzel- und Paartherapeuten.

Wenn du mehr über uns und unsere Arbeit erfahren möchtest:

www.psychotherapie-leisten.de

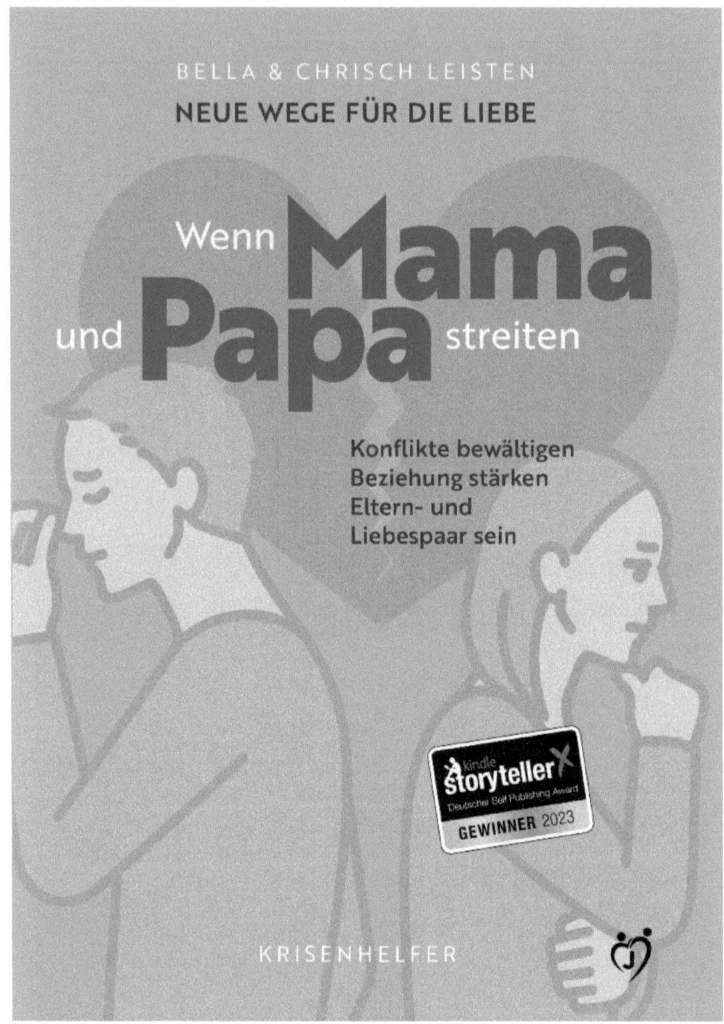
BELLA & CHRISCH LEISTEN
NEUE WEGE FÜR DIE LIEBE
Wenn Mama
und Papa streiten
Konflikte bewältigen
Beziehung stärken
Eltern- und
Liebespaar sein
kindle
storyteller
Deutscher Self Publishing Award
GEWINNER 2023
KRISENHELFER

Wir lieben uns doch!
Warum streiten wir dann so viel?

Wenn wir dem einen Menschen fürs Leben begegnen, sind wir verzaubert und blicken optimistisch in die Zukunft. Gemeinsam wollen wir uns den Wunsch nach einer eigenen Familie erfüllen. Aufregende Zeiten beginnen. Spätestens mit dem ersten Kind beginnt der herausfordernde Alltag. Aus dem Liebespaar wird ein Elternpaar. Die Liste der Aufgaben wird voller, die Zeit gefühlt weniger. Frustrationen und Konflikte sind vorprogrammiert.

Bella und Chrisch Leisten sind erfahrene Paartherapeuten und nehmen uns mit in den Paartherapieprozess von Johanna und Mark. Sie teilen ihre therapeutische Herangehensweise und erläutern die Hintergründe ihrer Interventionen. Sie verdeutlichen, warum Beziehungen gelegentlich aus dem Gleichgewicht geraten können und geben Tipps und Übungen für eine harmonischere Liebesbeziehung.

160 Seiten
ISBN 978-3-384-20686-2
14,99 €